ブックス4

四字熟語パズルで鍛える

漢字脳トレ帳

朝日新聞出版

もくじ

はじめに……4

第1章 ジャンル別でおさらい 思い出し四字熟語……5

小学校で習う漢字を使った四字熟語①／小学校で習う漢字を使った四字熟語②
小学校で習う漢字を使った四字熟語③／だれもが知っている常識四字熟語
ニュースの四字熟語／政治・国家の四字熟語／経済の四字熟語
幸福にちなんだ四字熟語／強さ・躍動感を表す四字熟語
美しいものを表す四字熟語／「一」にまつわる四字熟語
数字を使った四字熟語／動物・生物にちなんだ四字熟語
色にちなんだ四字熟語／人生・生き様にまつわる四字熟語
座右の銘・人生訓にしたい四字熟語／人間の言動・性格にまつわる四字熟語
人間関係にまつわる四字熟語／物事の状態・様子にまつわる四字熟語

第2章 思考力を養う ひらめき四字熟語……45

連想四字熟語①／連想四字熟語②／連想四字熟語③／連想四字熟語④
穴埋め四字熟語①／穴埋め四字熟語②／穴埋め四字熟語③
打ち消し語を使った四字熟語／重ね言葉を使った四字熟語
「之」を使った四字熟語／反対の意味を持つ四字熟語
読み間違いやすい四字熟語①／読み間違いやすい四字熟語②

四字熟語間違い探し①／四字熟語間違い探し②／四字熟語間違い探し③
誤用しやすい四字熟語

第3章 知っていたら自慢できるチャレンジ四字熟語……81

外国の国名・地名の四字熟語／仏教に由来する四字熟語
カタカナ語四字熟語①／カタカナ語四字熟語②
日本の歴史にまつわる四字熟語／時事用語・流行語の四字熟語
名作タイトルの四字熟語／食材・料理の四字熟語
動物・植物の四字熟語／日本の文化・伝承・工芸の四字熟語
読めそうで読めない難読語①／読めそうで読めない難読語②
読めそうで読めない難読語③／読めそうで読めない難読語④
知っておきたい難解四字熟語①／知っておきたい難解四字熟語②
古典の深みに触れる平家物語の四字熟語

応用編 ここで腕試し！四字熟語パズル……117

春夏秋冬の四字熟語……48／喜怒哀楽の四字熟語……50
名作の四字熟語①……52／名作の四字熟語②……54
四字熟語コラム①～⑬……120～144
ミニクイズ……146・148
索引……159

参考文献
『新明解四字熟語辞典（第二版）』三省堂
『四字熟語辞典（第4版）』学研プラス
『広辞苑（第七版）』岩波書店
『デジタル大辞泉』小学館
『難読語辞典』高橋秀治編 東京堂出版

はじめに

四字熟語の世界にようこそ！

　四字熟語には、さまざまなストーリーを紡《つむ》ぎ出す魅力があります。たった四つの漢字を組み合わせただけのシンプルな形式でありながら、四字熟語を通じて「なるほど！」と思わずうなるようなうんちくに触れ、人生の大切な教えに巡り合うこともできるでしょう。

　本書では、常識として知っておきたい基本ワードから、読めそうで読めない難読語まで、漢字四文字で構成される多彩な言葉を収録。第1章～第3章の737問、および応用編の四字熟語パズル15問で、四字熟語の魅力に触れることができます。解答はすべて問題の次ページにあるので、問題を解いたら解答をチェックし、自己採点してみてください。巻末には、本書で登場した四字熟語の索引があるので、四字熟語の単語帳としてもご活用いただけます。

　間違えた問題や知らない言葉にぶつかったら、その場で覚え、後日再びチャレンジしてみましょう。この繰り返しの中で、確かな記憶として四字熟語が脳に刻まれ、知識が深まります。四字熟語の魅力にひたりながら、脳トレをお楽しみください。

朝日脳活ブックス編集部

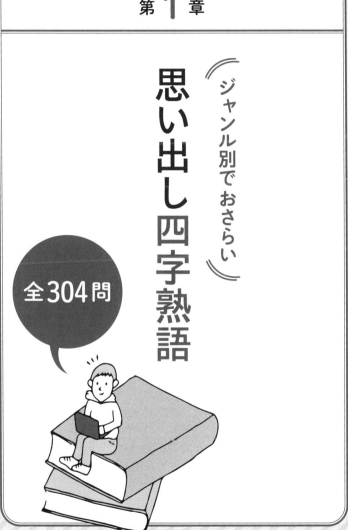

第1章

ジャンル別でおさらい

思い出し四字熟語

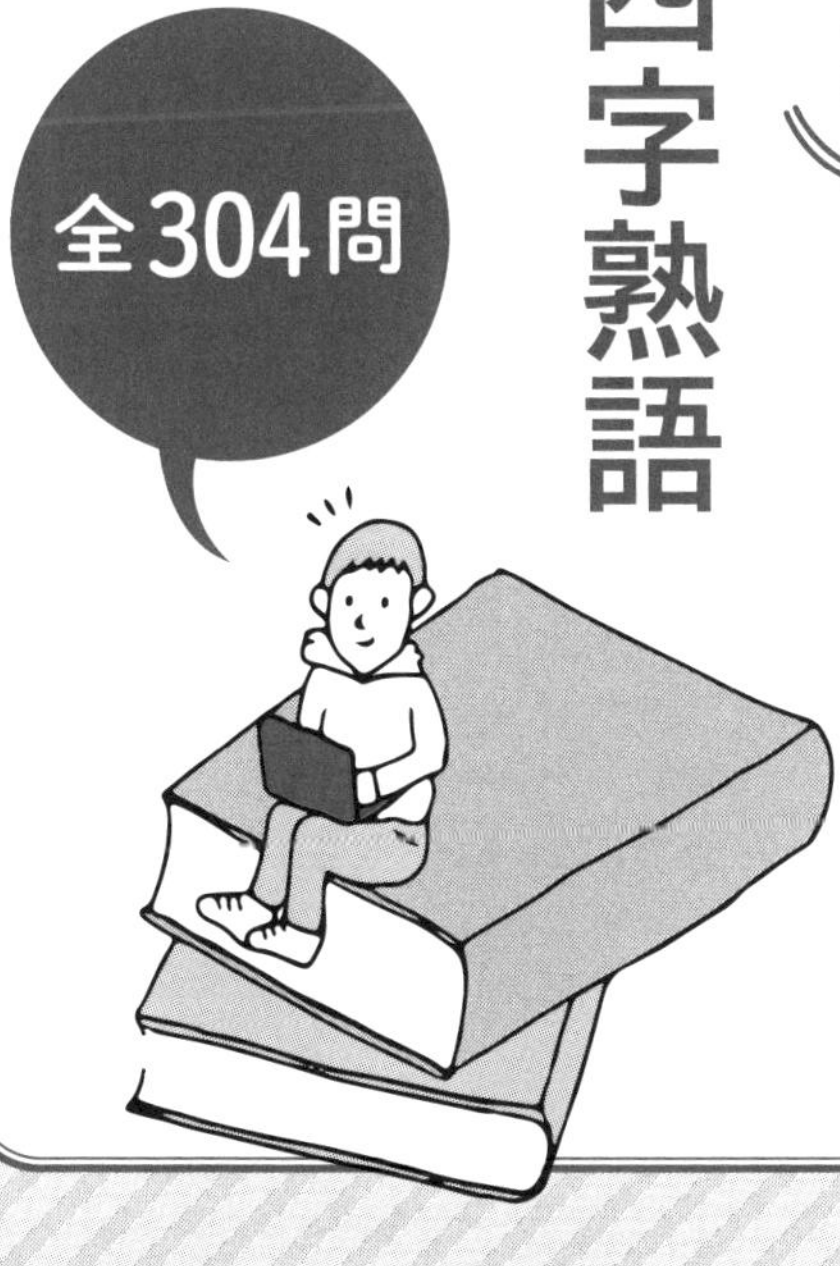

第1章

小学校で習う漢字で構成されたものや、ニュースで頻繁に耳にする表現など、基本的な四字熟語を中心におさらい。後半では、場面や用途別の問題に挑戦します。知らなかった四字熟語があれば、ぜひここで覚えてください。

【実力レベル診断】

全304問のうち、どのくらい正解したのか採点してみましょう。

270問以上正解 ：博士レベル
240問以上正解 ：秀才レベル
210問以上正解 ：一般レベル

第1章の四字熟語

慧可断臂《えかだんぴ》

【意味】

強い決意。なみなみならぬ求道の思いを示すこと。

中国の南北朝時代の僧侶、慧可《えか》。嵩山《すうざん》の少林寺で修行していた達磨《だるま》のもとに弟子入りを求めましたが、なかなか許しが得られません。大雪が降りしきる冬のある日、慧可は自らの左肘（＝臂）を切り落とし、それを達磨に捧げて覚悟を示しました。こうして弟子入りが認められ、慧可はのちに達磨を継いで禅宗の第二祖となったのです。

小学校で習う漢字を使った四字熟語 ①

▼空欄に当てはまる漢字を入れてください。

❶ 喜《き》色《しょく》□《まん》面《めん》

❷ 意《い》味《み》□《しん》□《ちょう》

❸ 重《じゅう》役《やく》出《しゅっ》□《きん》

❹ 局《きょく》□《がい》中《ちゅう》□《りつ》

❺ □《れん》□《たい》責《せき》任《にん》

❻ 問《もん》題《だい》□《てい》□《き》

❼ 後《ご》生《しょう》□《だい》□《じ》

❽ □《じん》海《かい》戦《せん》□《じゅつ》

❾ □《ゆう》名《めい》□《む》実《じつ》

❿ □《しん》小《しょう》□《ぼう》大《だい》

⓫ 千《せん》□《きゃく》万《ばん》□《らい》

⓬ 先《せん》手《て》□《ひっ》□《しょう》

⓭ 承《しょう》□《にん》□《よっ》求《きゅう》

⓮ 議《ぎ》□《ろん》百《ひゃく》□《しゅつ》

⓯ 医《い》□《しょく》同《どう》□《げん》

⓰ 新《しん》□《き》参《さん》□《にゅう》

ヒント

❷「慎重」や「身長」ではありません。

答えは次ページ

❶ 喜《き》色《しょく》満《まん》面《めん》

顔中に喜びの表情があふれるさま。「色」は表情や様子、「満面」は顔全体のこと。

❷ 意《い》味《み》深《しん》長《ちょう》

言葉や文章の内容が奥深いこと。表面的な意味の奥に、別の意味が隠されているさま。

❸ 重《じゅう》役《やく》出《しゅっ》勤《きん》

始業時刻より大幅に遅れて出勤すること。重役の出勤に重ね、遅刻者をからかう表現。

❹ 局《きょく》外《がい》中《ちゅう》立《りつ》

戦闘中の国々に対し、どちらの陣営にも援助などを行わず、戦争に影響を与えない立場。

❺ 連《れん》帯《たい》責《せき》任《にん》

複数人が共同で責任を負うこと。集団内の一人が失敗した際に、全員でそれを償うこと。

❻ 問《もん》題《だい》提《てい》起《き》

問題や疑問を投げ掛けること。論文では冒頭に置かれ、解決のための議論が展開されます。

❼ 後《ご》生《しょう》大《だい》事《じ》

常に心をこめて励むこと。あるいは、物事を大切にするさま。もともとは仏教語。

❽ 人《じん》海《かい》戦《せん》術《じゅつ》

兵を大量に投入し、数の力で敵軍を押し切る戦術。転じて、多人数で物事に対処すること。

❾ 有《ゆう》名《めい》無《む》実《じつ》

名前だけ先行し、実質が伴わないこと。名前が意味するほどの価値がないさま。

❿ 針《しん》小《しょう》棒《ぼう》大《だい》

物事を大げさに言うこと。針ほどの小さいことを、棒のように大きく言い立てること。

⓫ 千《せん》客《きゃく》万《ばん》来《らい》

入れ替わり立ち替わり、客が押し寄せるさま。「千」「万」と重ね、客の多さを表した語。

⓬ 先《せん》手《て》必《ひっ》勝《しょう》

先に行動を起こせば必ず勝てるということ。出鼻をくじき、局面を有利に展開すること。

⓭ 承《しょう》認《にん》欲《よっ》求《きゅう》

周囲から認められたい、自分を価値のある存在として認めてほしいという願望。

⓮ 議《ぎ》論《ろん》百《ひゃく》出《しゅつ》

さまざまな議論が戦わされ、盛り上がるさま。「百出」は、数多く出ること。

⓯ 医《い》食《しょく》同《どう》源《げん》

医療も食物も人間の生命・健康を維持する大切なもので、その源は同じだという考え。

⓰ 新《しん》規《き》参《さん》入《にゅう》

未経験の分野で事業をスタートさせること。新たなプレーヤーが市場に参加すること。

小学校で習う漢字を使った四字熟語 ②

▼空欄に当てはまる漢字を入れてください。

1. 古□東西
2. □面教師
3. 不協□音
4. 不可□議
5. □断大敵
6. 単純□快
7. 起□転結
8. 各駅□車
9. □田引水
10. □耳東風
11. 温□知新
12. 起死□生
13. 賛□両論
14. □池肉林
15. 故□来歴
16. □覧強記

ヒント
❷見習ってはいけません。⑯物知り。

答えは次ページ

❶ 古今東西《ここんとうざい》

昔から今に至るまで、東西方向のあらゆる場所。いつでもどこでもという意味。

❷ 反面教師《はんめんきょうし》

悪い見本として、こうなってはならないと悟らせる人物や事例。戒めとなる物事のこと。

❸ 不協和音《ふきょうわおん》

同時に響く複数の音が、調和しない状況。複数人が互いに譲らず、まとまらないさま。

❹ 不可思議《ふかしぎ》

考えもおよばない、不思議で奇妙なこと。物事の奥底が深く、言葉で表現できないこと。

❺ 油断大敵《ゆだんたいてき》

気を緩めたり怠けたりして、思いもよらない失敗や危険を招くのを戒めた言葉。

❻ 単純明快《たんじゅんめいかい》

文章や物事がすっきりしていて、わかりやすいこと。対義語は「複雑怪奇《ふくざつかいき》」。

❼ 起承転結《きしょうてんけつ》

文章の構成法。内容を起こし(起)、主題を展開(承)し、視点を変え(転)、まとめる(結)。

❽ 各駅停車《かくえきていしゃ》

運行ルート上のすべての駅に列車が停車すること。あるいはその列車。「各停」とも。

❾ 我田引水《がでんいんすい》

自分に都合がいいように物事を考えること。自分の田にだけ水を引くという意味から。

❿ 馬耳東風《ばじとうふう》

他人の意見などを聞き流し、反省しないさま。何を言っても無反応なこと。

⓫ 温故知新《おんこちしん》

過去を調べるなどして、新しい知識や見解を得ること。「故《ふる》きを温《たず》ねて新しきを知る」。

⓬ 起死回生《きしかいせい》

敗北などの大ピンチの状況から、一気によい方向に立て直して勢いを盛り返すこと。

⓭ 賛否両論《さんぴりょうろん》

賛成と反対の二つの意見があること。二つの意見の優劣がつかず、まとまらない状況。

⓮ 酒池肉林《しゅちにくりん》

贅の限りを尽くした宴会のたとえ。酒を池に満たし、肉を林に掛けるという意味から。

⓯ 故事来歴《こじらいれき》

古くから伝わる歴史・伝来や、物事が現在のようになったいきさつ、理由など。

⓰ 博覧強記《はくらんきょうき》

幅広く書物を読んで知識と見聞を深め、内容をよく覚えていること。知識が豊富なこと。

小学校で習う漢字を使った四字熟語 ③

▼漢字の読みを答えてください。

❶ 一念発起

❷ 自問自答

❸ 急転直下

❹ 公明正大

❺ 大義名分

❻ 前後不覚

❼ 門外不出

❽ 生生流転

❾ 独断専行

❿ 言語道断

⓫ 自業自得

⓬ 前代未聞

⓭ 老若男女

⓮ 異口同音

⓯ 法治国家

⓰ 千変万化

ヒント

❶もともとは仏教語で、今までの気持ちを改めて仏道に入り、悟りを開こうと固く決心すること。

答えは次ページ

❶いちねんほっき

あることを成し遂げるため、今までの考えを改め、自分を奮い立たせて頑張ること。

❷じもんじとう

自らに問いかけ、自ら答えること。疑問や悩みなどについてあれこれ考えて悩むさま。

❸きゅうてんちょっか

物事の事態や情勢が急激に変化を見せ、速やかに解決や結末へ向かうこと。

❹こうめいせいだい

個人的な感情を入れず、公平で正しいこと。隠し事をせず、堂々としているさま。

❺たいぎめいぶん

人として守るべき道理や本分。転じて、ある行動のよりどころとなる正当な理由づけ。

❻ぜんごふかく

後先もわからなくなるくらいに、正常な意識を失うこと。「覚」は、意識するの意味。

❼もんがいふしゅつ

貴重な芸術品などを厳重に扱い、他人に見せたり貸したりせず秘蔵すること。

❽せいせいるてん（しょうじょうるてん）

あらゆる物事が生まれては死に、移り変わってゆくこと。仏教の死生観を示す言葉。

❾どくだんせんこう

他人の意見を考慮せず、自分一人の判断に基づき、勝手に行動すること。

❿ごんごどうだん

言葉では言い表せないほどひどいこと。「言語」を「げんご」と読むのは誤り。

⓫じごうじとく

自分の言動の報いが、自分自身に返ってくること。通常、悪業に対する報いを指します。

⓬ぜんだいみもん

いまだかつて見たことも聞いたこともない、珍しく変わった事態。驚くべき出来事。

⓭ろうにゃくなんにょ※

老いも若きも、男も女も。年齢や男女の区別のない、あらゆる人々のこと。

⓮いくどうおん※

多くの人がみな、口をそろえて同じことを言うこと。意見が一致していること。

⓯ほうちこっか

国民の意思で定められた法律に基づき、国政がなされることを原則とする国家。

⓰せんぺんばんか（せんぺんばんか）

場面や状況などがさまざまに変化するさま。変化が「千」も「万」も起こるという意味。

※老若男女を「ろうじゃくだんじょ」、異口同音を「いこうどうおん」とも読むと説明している辞書もありますが、誤読とする考えが一般的です。

だれもが知っている常識四字熟語

▼漢字の読みを答えてください。

❶ 謹賀新年

❷ 喜怒哀楽

❸ 冠婚葬祭

❹ 自覚症状

❺ 新陳代謝

❻ 縦横無尽

❼ 神出鬼没

❽ 試行錯誤

❾ 美辞麗句

❿ 本末転倒

⓫ 笑止千万

⓬ 名所旧跡

⓭ 薄利多売

⓮ 被害妄想

⓯ 注意喚起

⓰ 自己嫌悪

ヒント

❻「縦横」は、「たてよこ」ではありません。

答えは次ページ

答え

❶きんがしんねん

「謹《つつし》んで新年をお祝い申し上げます」という意味の賀詞。年賀状などに記されます。

❷きどあいらく

喜び、怒り、悲しみ、楽しみ。人間が持っているさまざまな感情のこと。

❸かんこんそうさい

元服（成人式）、婚礼、葬儀、祖先の祭礼の、日本古来の四大礼式。慶弔《けいちょう》の儀式の総称。

❹じかくしょうじょう

痛みや苦しみなど、患者自身が感じる病気の症状。体の異変を伝えるサインになります。

❺しんちんたいしゃ

古いものが次第になくなり、新しいものに入れ替わること。「陳」は古い、「謝」は去る。

❻じゅうおうむじん

邪魔されることなく、自由自在に物事を行うさま。四方八方に限りないという意味から。

❼しんしゅつきぼつ

鬼神のように自由自在に現れたり隠れたりして、所在がつかめないこと。

❽しこうさくご

失敗しても、あれこれと試しながら次第に見通しを立て、成功へと近づくこと。

❾びじれいく

美しく飾りたてた言葉や文句。うわべを飾っただけの、内容の乏しい言葉のこと。

❿ほんまつてんとう

物事の根本的な部分と些細《ささい》な部分を取り違えること。「転倒」は、ひっくり返ること。

⓫しょうしせんばん

ひどくばかばかしく、滑稽なさま。とても気の毒であるという意味で用いられることも。

⓬めいしょきゅうせき

美しい景色や由緒ある場所として、昔から知られている場所。観光客が訪れるスポット。

⓭はくりたばい

商品一つ当たりの利益は少なくても、大量に売ることで全体の利益を多くさせる戦略。

⓮ひがいもうそう

他人や社会から、ありもしない危害を受けていると思い込んで不安になる精神状態。

⓯ちゅういかんき

周囲の人々に対し、気をつけるように意識させること。「喚起」は、呼び起こすこと。

⓰じこけんお

自分に対して嫌気《いやけ》がさすこと。失敗などで自信を失い、憂鬱《ゆううつ》な精神状態に陥ること。

ニュースの四字熟語

▼①～⑧は空欄に当てはまる漢字を、⑨～⑯は漢字の読みを答えてください。

❶ 強《きょう》□《せい》捜《そう》□《さ》

❷ 世《せ》界《かい》□《い》□《さん》

❸ 正《せい》□《とう》□《ぼう》衛《えい》

❹ 補《ほ》□《せい》□《よ》算《さん》

❺ □《どう》調《ちょう》□《あつ》力《りょく》

❻ 論《ろん》□《こう》行《こう》□《しょう》

❼ 在《ざい》□《りゅう》邦《ほう》□《じん》

❽ □《さん》地《ち》偽《ぎ》□《そう》

❾ 既得権益

❿ 医療過誤

⓫ 皇室典範

⓬ 懲戒免職

⓭ 人権蹂躙

⓮ 情状酌量

⓯ 名誉毀損

⓰ 架空請求

ヒント

❻どの程度の手柄だったのかを論じ合って決め、ほうびを与えること。

答えは次ページ

❶ 強制捜査《きょうせいそうさ》

相手の意志にかかわらず実施される捜査。逮捕、勾留、捜索、押収などがあります。

❷ 世界遺産《せかいいさん》

ユネスコの世界遺産条約に基づき、人類共通の遺産として登録された文化財や自然環境。

❸ 正当防衛《せいとうぼうえい》

生命や権利の侵害を受け、自分や他人を守るためにやむを得ず反撃を加えること。

❹ 補正予算《ほせいよさん》

国や地方公共団体の年間予算で、不足を補うなどの理由により変更・追加を行ったもの。

❺ 同調圧力《どうちょうあつりょく》

少数意見を持つ人に対し、多数意見に賛成するよう、暗黙のうちに強制すること。

❻ 論功行賞《ろんこうこうしょう》

功績の大きさに応じて、それにふさわしい見返りや賞を与えること。

❼ 在留邦人《ざいりゅうほうじん》

留学生や海外出張者など、外国に居住する日本人。その数は約１２９万人（２０２３年現在）。

❽ 産地偽装《さんちぎそう》

生鮮食品などの原料・原産地を偽って表示し、消費者や店舗などを欺く行為。

❾ きとくけんえき

特定の個人や団体が、過去の経緯などに基づき、長く維持している権利や利益。

❿ いりょうかご

医療事故の中で、医療従事者の過失により患者に被害が発生したもの。医療ミスなど。

⓫ こうしつてんぱん

皇位継承の順位、皇族の範囲など、皇室に関する重要事項を規定している法律。

⓬ ちょうかいめんしょく

公務員の懲戒処分の一つ。民間企業での懲戒解雇に相当し、公務員の地位が失われます。

⓭ じんけんじゅうりん

人間としての権利を踏みにじること。特に、国家権力による不法行為を指します。

⓮ じょうじょうしゃくりょう

刑事裁判において、同情すべき事情などを考慮して裁判官が刑罰を軽減すること。

⓯ めいよきそん

公然と事実を示して、個人や法人の社会的評価（名誉）を低下させること。

⓰ かくうせいきゅう

架空のサービス利用料金で請求書を送りつけ、金銭をだまし取ろうとする詐欺行為。

政治・国家の四字熟語

▼①～⑧は空欄に当てはまる漢字を、⑨～⑯は漢字の読みを答えてください。

① 主《しゅ》権《けん》□《ざい》民《みん》

② 党《とう》□《り》党《とう》□《りゃく》

③ 遠《えん》□《こう》近《きん》□《こう》

④ □《ない》政《せい》□《かん》渉《しょう》

⑤ 王《おう》□《どう》楽《らく》□《ど》

⑥ 苛《か》□《せい》猛《もう》□《こ》

⑦ 不《ふ》□《へん》不《ふ》□《とう》

⑧ 政《せい》□《きょう》分《ぶん》□《り》

⑨ 祭政一致

⑩ 綱紀粛正

⑪ 七生報国

⑫ 保革伯仲

⑬ 朝令暮改

⑭ 合従連衡

⑮ 国威発揚

⑯ 官尊民卑

ヒント

⑧旧統一教会問題で盛んに取り沙汰されました。

答えは次ページ

答え

❶ **主権在民《しゅけんざいみん》**
国の政治のあり方を国民が決める国家原理。日本国憲法の三大原則のうちの一つ。

❷ **党利党略《とうりとうりゃく》**
自分が所属している政党や党派の利益を重要視して、そのためにめぐらす策略のこと。

❸ **遠交近攻《えんこうきんこう》**
遠国と親しく外交したうえで、近国を挟み撃ちして攻め、自国の領土にする外交政策。

❹ **内政干渉《ないせいかんしょう》**
他国の政治や外交のあり方に口出しし、その国の主権を侵害すること。

❺ **王道楽土《おうどうらくど》**
公平で思いやりのある政治がなされた平和な土地。「王道」は、儒家思想の理想的な政治。

❻ **苛政猛虎《かせいもうこ》**
悪政は、人を食う虎よりも大きな弊害をもたらすということ。悪政を戒める言葉。

❼ **不偏不党《ふへんふとう》**
何らかの主義や党派、思想に頼らず、公正で中立な立場をとること。

❽ **政教分離《せいきょうぶんり》**
政治と宗教の結びつきを断ち切る原則。信仰に対する国家の干渉を禁止することなど。

❾ **さいせいいっち**
祭祀《さいし》と政治が一体化していること。宗教指導者が政治指導者でもあるような政治形態。

❿ **こうきしゅくせい**
国の規則を引き締め、不正を厳しく取り締まること。政治のあり方を正すこと。

⓫ **しちしょうほうこく**
たとえ死んだとしても、7度生まれ変わって国のために忠誠を尽くすこと。

⓬ **ほかくはくちゅう**
保守と革新の各議員数がほぼ同じであること。与党と野党の勢力が拮抗していること。

⓭ **ちょうれいぼかい**
政策や方針が頻繁に変わり、定まらないさま。朝に出た命令が晩に改められることから。

⓮ **がっしょうれんこう**
その時の利害や状況に応じて、国や組織などが手を結んだり離れたりすること。

⓯ **こくいはつよう**
国外に対して国家がその威力を示すこと。「発揚」は、精神や気分が高まること。

⓰ **かんそんみんぴ**
政府や役人、官営事業などを尊いものとし、民間人や民間事業などを下に見ること。

経済の四字熟語

▼①～⑧は空欄に当てはまる漢字を、⑨～⑯は漢字の読みを答えてください。

❶ 時《じ》□《か》総《そう》額《がく》

❷ 外《がい》部《ぶ》□《い》託《たく》

❸ 内《ない》□《じゅ》拡《かく》大《だい》

❹ □《きゅう》眠《みん》□《よ》金《きん》

❺ 自《じ》□《きゅう》自《じ》□《そく》

❻ 利《り》益《えき》□《そう》□《はん》

❼ 過《か》□《とう》□《きょう》争《そう》

❽ □《けい》常《じょう》□《しゅう》支《し》

❾ 貿易摩擦

❿ 門戸開放

⓫ 創業守成

⓬ 粗製濫造

⓭ 公定歩合

⓮ 福利厚生

⓯ 累進課税

⓰ 量的緩和

ヒント

❹子どものころに親が作り、そのまま放置されることも。

答えは次ページ

❶ 時価総額《じかそうがく》

企業の価値や規模を表す指標。株価に発行済みの株式数を掛け合わせて求められます。

❷ 外部委託《がいぶいたく》

業務の一部を他の専門業者に委託すること。同義語に「アウトソーシング」など。

❸ 内需拡大《ないじゅかくだい》

国内の需要、つまり公共投資や個人消費などの経済活動が拡大すること。

❹ 休眠預金《きゅうみんよきん》

引き出しや預け入れなどの取引がないまま、長期間放置された預貯金の口座。

❺ 自給自足《じきゅうじそく》

田畑を耕して自分で食料をまかない、必要な物や住居をすべて自分で作って暮らすこと。

❻ 利益相反《りえきそうはん》

ある行為で利益をあげつつ、他方で不利益になる立場。会社と個人の利益の衝突など。

❼ 過当競争《かとうきょうそう》

同業企業による過度な競争状態。すべての企業が正常以下の利益しか得られません。

❽ 経常収支《けいじょうしゅうし》

一つの国において、貿易などの海外との経済取引によって生じた収支を示す指標。

❾ ぼうえきまさつ

貿易の相手国との間で、貿易収益の不均衡によって生じるあつれき、社会問題のこと。

❿ もんこかいほう

制約をなくし、出入りを自由にすること。転じて、経済活動の制限を撤廃すること。

⓫ そうぎょうしゅせい

新しい事業を始めるのは簡単だが、それを守り続けることは難しいという教え。

⓬ そせいらんぞう

質の悪い製品をむやみやたらに作ること。「粗製乱造」とも書きます。

⓭ こうていぶあい※

中央銀行（日本銀行）が民間の金融機関に貸し出す際に適用する基準金利。

⓮ ふくりこうせい

企業が従業員とその家族に対して提供する、健康や生活へのサービス。社会保険など。

⓯ るいしんかぜい

所得が高くなるにつれ、税率も高くなる仕組み。所得税、相続税などに適用されます。

⓰ りょうてきかんわ

中央銀行が金融市場に供給するお金の量を増やし、景気回復を目指す政策。

※2006年に公定歩合の名称は廃止

幸福にちなんだ四字熟語

▼①〜⑧は空欄に当てはまる漢字を、⑨〜⑯は漢字の読みを答えてください。

① 一《いち》□《りゅう》万《まん》□《ばい》

② 一《いち》□《よう》□《らい》復《ふく》

③ □《しょう》売《ばい》□《はん》盛《じょう》

④ □《ご》穀《こく》□《ほう》穣《じょう》

⑤ □《えん》□《まん》具《ぐ》足《そく》

⑥ 立《りっ》身《しん》□《しゅっ》□《せ》

⑦ 五《ご》風《ふう》□《じゅう》□《う》

⑧ □《ぜん》途《と》有《ゆう》□《ぼう》

⑨ 一攫千金

⑩ 無病息災

⑪ 大願成就

⑫ 栄耀栄華

⑬ 天下泰平

⑭ 天佑神助

⑮ 禍福無門

⑯ 延年転寿

ヒント

⑦農業に最適とされる気候を表した言葉。5日ごとに風が吹き……。

答えは次ページ

答え

❶ 一粒万倍《いちりゅうまんばい》

わずかなものから大きな利益を得ること。一粒の種が万倍もの収穫になることから。

❷ 一陽来復《いちようらいふく》

冬が終わり、春（新年）が来ること。悪いことが続いた後に幸運が開けること。

❸ 商売繁盛《しょうばいはんじょう》

事業などの商いが順調で、利益が出てにぎわうこと。「商売繁昌」とも書きます。

❹ 五穀豊穣《ごこくほうじょう》

穀物が豊かに実ること。「五穀」は、米、麦、粟《あわ》、豆、黍《きび》の5種類の穀物。

❺ 円満具足《えんまんぐそく》

十分に満ち足りて、すべて備わっていること。不足のないこと。完全無欠。

❻ 立身出世《りっしんしゅっせ》

仕事などで成功し、世間や周囲から認められ、社会的に高い地位を得ること。

❼ 五風十雨《ごふうじゅうう》

気候が穏やかで、順調なこと。世の中が平穏無事であることのたとえ。

❽ 前途有望《ぜんとゆうぼう》

将来に対して希望にあふれ、成功が期待されること。同義語に「前途洋洋《ぜんとようよう》」など。

❾ いっかくせんきん

一度にたやすく、大きな利益を得ること。「一攫」は、一つかみ。

❿ むびょうそくさい

病気にかからず、健康であること。元気なさま。「息」はやめる、防ぐの意味。

⓫ たいがんじょうじゅ

大きな望みが叶えられること。本来は、神仏に願ったことが叶えられることを指します。

⓬ えいようえいが（えようえいが）

財産や権力を持ち、贅を尽くして栄えること。または、おごりたかぶること。

⓭ てんかたいへい

世の中が何事もなく治まり、平和でのんびりしているさま。「天下太平」とも書きます。

⓮ てんゆうしんじょ

天や神の助け。思わぬ幸運に恵まれて助かること。「佑」は、助けの意味。

⓯ かふくむもん

災難も幸福もその人自身が呼び寄せるという教え。「禍福門無し、唯《ただ》人の招く所《ところ》」の略。

⓰ えんねんてんじゅ

長寿を祝う語。歳をとっても、ますます長生きすること。「転」は、ますますの意味。

強さ・躍動感を表す四字熟語

▼漢字の読みを答えてください。

❶ 電光石火

❷ 大胆不敵

❸ 疾風怒濤

❹ 一騎当千

❺ 獅子奮迅

❻ 質実剛健

❼ 捲土重来

❽ 不撓不屈

❾ 気炎万丈

❿ 迅速果断

⓫ 勇往邁進

⓬ 新進気鋭

⓭ 威風堂堂

⓮ 意気軒昂

⓯ 気宇壮大

⓰ 旭日昇天

ヒント
❼失敗や挫折から立ち直り、再スタートを切ることなど。

答えは次ページ

答え

❶ でんこうせっか
動きが素早いこと。あるいは、短い時間のたとえ。稲妻の光と、火打ち石の光の意味。

❷ だいたんふてき
度胸がすわっていて、恐れ知らずなさま。「不敵」は、敵を敵とも思わないこと。

❸ しっぷうどとう
時代が激しく変化することのたとえ。「疾風」は激しく吹く風、「怒濤」は逆巻く波。

❹ いっきとうせん
経験や手腕が人並みはずれた実力者。一人の騎兵が千人に相当するほど強いことから。

❺ ししふんじん
獅子(ライオン)が獲物を狙って奮い立つように、猛烈な勢いで行動すること。

❻ しつじつごうけん
飾り気はなくても中身が充実して、どっしりと力強く、しっかりしていること。

❼ けんどちょうらい(けんどじゅうらい)
一度負けた者が再び勢いを盛り返し、巻き返すこと。「捲土」は、土煙が巻き上がること。

❽ ふとうふくつ
どんな困難にあっても、心がくじけないこと。「撓」は、木の枝などが撓《たわ》むこと。

❾ きえんばんじょう
炎が燃え上がるように、意気込みが盛んなこと。主に、意気盛んな談論に用いられます。

❿ じんそくかだん
速やかに物事の決断を下し、実行に移すこと。「果断」は、思い切って物事を行うこと。

⓫ ゆうおうまいしん
目的や目標に向かって、勇敢に前進すること。困難にひるまず、ひたすら突き進むこと。

⓬ しんしんきえい
その分野に新たに現れた、将来有望な人材。意気込みが鋭く、能力の高い新人。

⓭ いふうどうどう
態度や雰囲気が威厳にあふれ、立派なさま。「堂堂」は、立派で力強いさま。

⓮ いきけんこう
意気込みが盛んで、元気なさま。「軒昂」は、高く上がること。「意気軒高」とも。

⓯ きうそうだい
心意気や発想などが、人並みはずれて大きいさま。「気宇」は、心の持ち方、度量。

⓰ きょくじつしょうてん
勢いが盛んなことのたとえ。朝日が天に昇るように勢いがあるという意味。

美しいものを表す四字熟語

▼漢字の読みを答えてください。

❶ 純情可憐

❷ 才色兼備

❸ 大和撫子

❹ 雪月風花

❺ 高山流水

❻ 眉目秀麗

❼ 傾城傾国

❽ 容貌魁偉

❾ 風光明媚

❿ 晴好雨奇

⓫ 清風明月

⓬ 豪華絢爛

⓭ 春宵一刻

⓮ 天衣無縫

⓯ 白砂青松

⓰ 気韻生動

ヒント ❸女子サッカーの日本代表チームの呼び名は？

答えは次ページ

答え

❶じゅんじょうかれん
無邪気で可愛らしいこと。素直でいじらしく、いとおしさが感じられるさま。

❷さいしょくけんび
優れた才能と美しい容姿を兼ね備えていること。外見も内面も素晴らしい人。

❸やまとなでしこ
しとやかで上品とされる日本人女性の美しさを、ナデシコの花になぞらえた言葉。

❹せつげつふうか
四季折々の自然の美しい景色。冬の雪、秋の月、夏の嵐、春の花の意味。

❺こうざんりゅうすい
美しく優れた音楽、演奏のたとえ。または、自分を理解してくれる真の友人のたとえ。

❻びもくしゅうれい
顔立ちが整って、とても美しいさま。主に男性の容貌《ようぼう》の形容に用いられます。

❼けいせいけいこく
絶世の美女のたとえ。城や国が傾くほどの魅力がある美女という意味。

❽ようぼうかいい
顔つきや体格が、たくましくて堂々としていること。「魁偉」は、大きくて立派なさま。

❾ふうこうめいび
自然の眺めが美しいこと。「媚」は、「こびる」のほかに「美しい」の意味もあります。

❿せいこううき
晴天でも雨天でも美しい景色。晴天はもちろん、雨天でも趣があって素晴らしいこと。

⓫せいふうめいげつ
秋の夜長の趣深い風景。明月と清らかな風の中の、すがすがしい佇《たたず》まいのこと。

⓬ごうかけんらん
きらびやかに輝き、華やかで美しいさま。「絢爛豪華」ともいいます。

⓭しゅんしょういっこく
春の夜の心地よさや、その楽しいひとときを称えた表現。「春宵一刻、値千金《あたいせんきん》」の略。

⓮てんいむほう
余計な技巧がなく自然なさま。天女の衣には縫い目がなく、自然のままであることから。

⓯はくしゃせいしょう（はくさせいしょう）
白い砂浜と青々とした松林の、海辺の美しい景色。日本の美しい海岸の風景のたとえ。

⓰きいんせいどう
絵画や書画などの芸術作品に、気高い風格や気品が生き生きと満ちあふれていること。

「一」にまつわる四字熟語

▼空欄に当てはまる漢字を入れてください。

❶ 一《いち》□《もう》打《だ》尽《じん》

❷ 一《いっ》□《きょく》集《しゅう》中《ちゅう》

❸ 一《いち》□《ばつ》百《ひゃっ》戒《かい》

❹ 一《いっ》□《せい》風《ふう》靡《び》

❺ 一《いち》□《い》帯《たい》水《すい》

❻ 二《に》□《しゃ》択《たく》一《いつ》

❼ 一《いち》蓮《れん》托《たく》□《しょう》

❽ 一《いっ》気《き》呵《か》□《せい》

❾ □《ゆい》一《いつ》□《む》二《に》

❿ □《かい》□《こう》一《いち》番《ばん》

⓫ 破《は》□《がん》一《いっ》□《しょう》

⓬ 千《せん》□《ぺん》一《いち》□《りつ》

⓭ 頑《がん》□《こ》一《いっ》□《てつ》

⓮ □《ひょう》□《り》一《いっ》体《たい》

⓯ 千《せん》□《ざい》一《いち》□《ぐう》

⓰ 一《いち》□《ぼう》千《せん》□《り》

ヒント ⓬一本調子で単調なさま。⓰絶景スポット。

答えは次ページ

❶ 一網打尽《いちもうだじん》

ひと網ですべての魚を捕らえること。転じて、犯罪者や問題などを根絶やしにすること。

❷ 一極集中《いっきょくしゅうちゅう》

特定の地域に人口や産業が過度に集中している現象。「東京一極集中」など。

❸ 一罰百戒《いちばつひゃっかい》

一人の罪や過失を厳しく罰することで、その他多くの人々への戒めとすること。

❹ 一世風靡《いっせいふうび》

ある時代や世代で圧倒的な人気を博すこと。草木を靡《なび》かせるように、大流行すること。

❺ 一衣帯水《いちいたいすい》

一筋の帯のように、幅が狭い川。転じて、一筋の細い川くらい接近していること。

❻ 二者択一《にしゃたくいつ》

二つの事柄や選択肢から、どちらか一方を選ぶこと。「択」は、選ぶ。

❼ 一蓮托生《いちれんたくしょう》

結果はどうなろうと、仲間として行動や運命をともにすること。「托」は、身をよせる。

❽ 一気呵成《いっきかせい》

ひと息に文章などを完成すること。休まずに仕上げるさま。「呵」は、息を吹きかけること。

❾ 唯一無二《ゆいいつむに》

ただ一つしかなく、二つとないもの。他に同類のものがなく、貴重なこと。

❿ 開口一番《かいこういちばん》

話し始めてすぐに。口を開くやいなや。または、寄席や落語で最初に演じる前座のこと。

⓫ 破顔一笑《はがんいっしょう》

にっこりと笑うこと。「破顔」は顔をほころばせること、「一笑」はちょっと笑うこと。

⓬ 千篇一律《せんぺんいちりつ》（千編一律《せんぺんいちりつ》）

文章や作品などが、変化がなくて面白くないこと。機械的で融通がきかないこと。

⓭ 頑固一徹《がんこいってつ》

頑なに考えや態度を変えないさま。一度決めたら最後まで押し通そうとするさま。

⓮ 表裏一体《ひょうりいったい》

表と裏の関係のように、二つのものが密接につながり、切り離せないこと。

⓯ 千載一遇《せんざいいちぐう》

めったに訪れそうもない絶好のチャンス。千年間でたった一回会えるような好機。

⓰ 一望千里《いちぼうせんり》

広々として見晴らしがよいこと。ひと目で千里を見渡せるという意味から。

数字を使った四字熟語

▼空欄に当てはまる漢字を入れてください。すべて漢数字（一、二、三など）が入ります。

❶ 四苦□苦

❷ □人十色

❸ □戦錬磨

❹ 一暴□寒

❺ 読書□遍

❻ □差万別

❼ □面楚歌

❽ □束三文

❾ □法全書

❿ □寒四温

⓫ □捨五入

⓬ □臓六腑

⓭ □拝九拝

⓮ 森羅□象

⓯ 四□時中

⓰ 面壁□年

ヒント

❼孤立無縁なさま。❿冬の気候の特徴。

答えは次ページ

答え

❶ 四《し》苦《く》八《はっ》苦《く》
苦労を重ねること。生・老・病・死の「四苦」に、四つの精神的な苦しみを加えたもの。

❷ 十《じゅう》人《にん》十《と》色《いろ》
好みや意見、考えなどが人それぞれ異なっていること。一律ではないこと。

❸ 百《ひゃく》戦《せん》錬《れん》磨《ま》
実戦や経験を数多く積んで試練や困難を乗り越え、技量を磨きあげること。

❹ 一《いち》暴《ばく》十《じっ》寒《かん》
たまに努力しても、その後に怠けることが多ければ、成就しないということ。

❺ 読《どく》書《しょ》百《ひゃっ》遍《ぺん》
どんなに難しい書物でも繰り返し読めば、理解できるようになるということ。

❻ 千《せん》差《さ》万《ばん》別《べつ》
物事の種類や様子に、さまざまな違いがあること。一つとして同じものがないこと。

❼ 四《し》面《めん》楚《そ》歌《か》
敵や反対者に囲まれ、孤立した状態。味方が一人もなく、周囲から非難を浴びるさま。

❽ 二《に》束《そく》三《さん》文《もん》
数量が多く、もうけが出ないくらいの安値でしか売れないこと。安い値段のたとえ。

❾ 六《ろっ》法《ぽう》全《ぜん》書《しょ》
憲法、刑法、民法、商法、刑事訴訟法、民事訴訟法の六法を収録した法令集。

❿ 三《さん》寒《かん》四《し》温《おん》
冬の気候を表す言葉。3日ほど寒い日が続いた後に、4日ほど暖かい日が来ること。

⓫ 四《し》捨《しゃ》五《ご》入《にゅう》
端数の処理方法。求める桁の次の端数が4以下なら切り捨て、5以上なら切り上げ。

⓬ 五《ご》臓《ぞう》六《ろっ》腑《ぷ》
腹の中。「五臓」は心臓、肝臓、肺臓、脾臓《ひぞう》、腎臓。「六腑」は大腸、小腸、胃、胆、膀胱《ぼうこう》、三焦《さんしょう》。

⓭ 三《さん》拝《ぱい》九《きゅう》拝《はい》
何度も頭を下げ、頼んだり感謝したりすること。手紙の末尾に記し、敬意を表す語。

⓮ 森《しん》羅《ら》万《ばん》象《しょう》
この世界に存在するすべての事物や現象。「万象」は、「ばんぞう」「まんぞう」とも。

⓯ 四《し》六《ろく》時《じ》中《ちゅう》
一日中ずっと、いつも。「4×6＝24」で、24時間（＝1日）ということ。

⓰ 面《めん》壁《ぺき》九《く》年《ねん》
長い間一つのことに忍耐強く取り組むこと。「面壁」は、壁に向かって座禅を組むこと。

動物・生物にちなんだ四字熟語

▼空欄に当てはまる漢字を入れてください。すべて動物・生物を表す漢字が入ります。

❶ 鯨飲□食

❷ 竜頭□尾

❸ 沈□落雁

❹ □馬之労

❺ □突猛進

❻ 門前□羅

❼ □合之衆

❽ □頭狗肉

❾ 狡□三窟

❿ 閑雲野□

⓫ 周章□狽

⓬ □口牛後

⓭ □首凝議

⓮ □視眈眈

⓯ 意馬心□

⓰ 画□点睛

ヒント

❷頭は竜のように立派なのに対し、しっぽは……。⓰最後の仕上げ。

答えは次ページ

答え

動物・生物にちなんだ四字熟語

❶ 鯨飲馬食《げいいんばしょく》
一度に大量に飲み食いすること。鯨《くじら》のように飲み、馬のように食べるという意味から。

❷ 竜頭蛇尾《りゅうとうだび》
最初だけ勢いがよく、終わりになると衰えてしまうこと。尻すぼみになること。

❸ 沈魚落雁《ちんぎょらくがん》
絶世の美女のたとえ。魚や雁も恥じらって身を隠すほど、美しい容姿を持つ女性。

❹ 犬馬之労《けんばのろう》
主人や他人のために力を尽くすことを、犬や馬ほどの働きという意味で謙遜していう語。

❺ 猪突猛進《ちょとつもうしん》
猪《いのしし》が一直線に突進するように、一つの目標に向かって猛烈な勢いで突き進むこと。

❻ 門前雀羅《もんぜんじゃくら》
門前に雀が群がり、これを捕まえる雀羅（網）を張れるほど、落ちぶれて寂しいさま。

❼ 烏合之衆《うごうのしゅう》
規律も秩序もなく、ただ集まっただけの集団。烏《からす》の群れが無秩序であることから。

❽ 羊頭狗肉《ようとうくにく》
見かけだけ立派で、実質が伴わないこと。立派な宣伝を打って粗悪品を売るたとえ。

❾ 狡兎三窟《こうとさんくつ》
身を守るのに用心深いことのたとえ。狡猾な兎《うさぎ》は三つの隠れ穴を持っているという意味。

❿ 閑雲野鶴《かんうんやかく》
俗世に煩わされず、自由にのんびりと暮らすこと。俗世から離れ、悠々自適に暮らす人。

⓫ 周章狼狽《しゅうしょうろうばい》
大いに慌てること。「周章」も「狼狽」も慌てることで、同じ意味を重ねて強調した語。

⓬ 鶏口牛後《けいこうぎゅうご》
大きな組織の末端にいるより、小さな組織でもそのリーダーになるべきという教え。

⓭ 鳩首凝議《きゅうしゅぎょうぎ》
額を寄せ合い、熱心に相談すること。「鳩」は集める、「凝議」は熱心に議論すること。

⓮ 虎視眈眈《こしたんたん》
相手の隙を狙い、じっくり機会をうかがうこと。虎が鋭い目つきで獲物を狙うさまから。

⓯ 意馬心猿《いばしんえん》
煩悩や情欲などで心が乱され、落ち着かないこと。そうした心を制御できないたとえ。

⓰ 画竜点睛《がりょうてんせい》
物事を完成するための、最後に加える大切な部分。「睛」はひとみ、目玉。

色にちなんだ四字熟語

▼空欄に当てはまる漢字を入れてください。すべて色を表す漢字が入ります。

① □天白日

② 山□水明

③ □金時代

④ 生産□地

⑤ 日常□飯

⑥ □葉前線

⑦ □衣宰相

⑧ □息吐息

⑨ □河夜船

⑩ □白分明

⑪ 出□之誉

⑫ □科玉条

⑬ □貧如洗

⑭ □電一閃

⑮ □雀大路

⑯ □李成蹊

ヒント

⑯俳優の松坂◯◯さんの名前の由来とされる言葉。「成蹊」は、「蹊（こみち）を成す」（道ができる）。

答えは次ページ

答え

❶ **青天白日**《せいてんはくじつ》
心にやましいことがないこと。疑いや隠し事がないこと。または、疑いが晴れること。

❷ **山紫水明**《さんしすいめい》
自然の風景が清らかで美しいこと。日光を浴びて山は紫にかすみ、川は澄んでいること。

❸ **黄金時代**《おうごんじだい》
経済的、文化的、社会的に繁栄を見せた最盛期。幸福と平和に満ちた理想の時代。

❹ **生産緑地**《せいさんりょくち》
環境保全などの目的のため、市街化区域内で自治体が指定する農地、緑地など。

❺ **日常茶飯**《にちじょうさはん》
毎日のありふれた事柄。取り上げるまでのない、平凡なこと。毎日の食事の意味から。

❻ **紅葉前線**《もみじぜんせん》
各地のモミジなどが紅葉する日を結び、地図上に示したもの。10～11月に南下します。

❼ **黒衣宰相**《こくえさいしょう》
僧侶の身で政治に関与し、大きな影響を与える者。徳川家康《とくがわいえやす》に仕えた金地院崇伝《こんちいんすうでん》など。

❽ **青息吐息**《あおいきといき》
苦しいときやがっかりしたときに出るため息。または、そのような状態にあること。

❾ **白河夜船**《しらかわよふね》
ぐっすりと寝入ってしまい、何も気がつかないさま。または、知ったかぶりをすること。

❿ **黒白分明**《こくびゃくぶんめい》
物事の善悪、正邪、是非などの区別がはっきりしているさま。「白黒分明《はっこくぶんめい》」も同じ。

⓫ **出藍之誉**《しゅつらんのほまれ》
弟子が師匠より優秀であることのたとえ。「青は藍《あい》より出《い》でて藍よりも青し」。

⓬ **金科玉条**《きんかぎょくじょう》
重要な法律や規則。転じて、よりどころとして守るべき思想や信条など。

⓭ **赤貧如洗**《せきひんじょせん》
ひどく貧しく、まるで洗い流したかのように何もないさま。「赤貧洗うが如《ごと》し」。

⓮ **紫電一閃**《しでんいっせん》
あっという間。事態が一瞬で急激に変化することや、切迫した状況を指します。

⓯ **朱雀大路**《すざくおおじ》
平城京や平安京などの古代の都において、中央を南北に通じるメインストリート。

⓰ **桃李成蹊**《とうりせいけい》
立派な人物は何も言わなくても、その人物像に惹かれ、周囲に人が集まってくること。

人生・生き様にまつわる四字熟語

▼①～⑧は空欄に当てはまる漢字を、⑨～⑯は漢字の読みを答えてください。

❶ □《は》瀾《らん》万《ばん》□《じょう》

❷ □《すい》生《せい》□《む》死《し》

❸ 無《む》為《い》□《と》□《しょく》

❹ 器《き》□《よう》□《びん》乏《ぼう》

❺ 晴《せい》□《こう》雨《う》□《どく》

❻ 大《たい》□《き》晩《ばん》□《せい》

❼ 因《いん》□《が》応《おう》□《ほう》

❽ 佳《か》人《じん》□《はく》□《めい》

❾ 老少不定

❿ 栄枯盛衰

⓫ 刻苦勉励

⓬ 悪木盗泉

⓭ 泰然自若

⓮ 面従腹背

⓯ 満身創痍

⓰ 艱難辛苦

ヒント

❷酒を飲んだときの気持ちのまま、フワフワと生き続けること。

答えは次ページ

答え

人生・生き様にまつわる四字熟語

❶ 波《は》瀾《らん》万《ばん》丈《じょう》

押し寄せる波のうねりのように、人生の浮き沈みが激しく、変化に富んで劇的なさま。

❷ 酔《すい》生《せい》夢《む》死《し》

何もせず、無駄に一生を過ごすこと。酒に酔って、夢見心地で一生を終えるという意味。

❸ 無《む》為《い》徒《と》食《しょく》

何もせず、毎日ぶらぶらと遊び暮らすこと。「徒食」は、無駄に食べてばかりいること。

❹ 器《き》用《よう》貧《びん》乏《ぼう》

何事にも器用なのであちこち手を出すが、どれも中途半端となって大成しないこと。

❺ 晴《せい》耕《こう》雨《う》読《どく》

晴れた日は田畑を耕し、雨の日は読書を楽しむこと。俗世を離れた悠々自適の生活。

❻ 大《たい》器《き》晩《ばん》成《せい》

大きな器はすぐに完成しないように、偉大な人物は世に出るのに時間がかかること。

❼ 因《いん》果《が》応《おう》報《ほう》

よい行為にはよい報い、悪い行為には悪い報いがあること。「因果」は、因縁と果報。

❽ 佳《か》人《じん》薄《はく》命《めい》

美人は不運や不幸に襲われがちであること。運命に翻弄され、とかく短命であること。

❾ ろうしょうふじょう

人間の寿命には定めがなく、老人でも子どもでも、だれが先に死ぬかわからないこと。

❿ えいこせいすい

栄えることと衰えること。繁栄や衰退を繰り返す世の中の、はかなさを表現した語。

⓫ こっくべんれい

大きな苦しみに耐えて、仕事や勉強に励むこと。「刻苦」は、身を刻むほどの苦労。

⓬ あくぼくとうせん

どんなに困窮しても、悪事に近づかないこと。悪事に染まることを戒める語。

⓭ たいぜんじじゃく

何が起きても落ち着き払い、少しも動じないさま。対義語は「右《う》往《おう》左《さ》往《おう》」「周《しゅう》章《しょう》狼《ろう》狽《ばい》」。

⓮ めんじゅうふくはい

表面的には相手に従うように見せて、心の中では敵意や反抗の気持ちを持っていること。

⓯ まんしんそうい

体中が傷だらけなさま。ひどく非難され、精神的に傷つき、痛めつけられていること。

⓰ かんなんしんく

困難や苦労に直面して、苦しみ悩むこと。「艱」も「難」も苦しい、悩むの意味。

座右の銘・人生訓にしたい四字熟語

▼①～⑧は空欄に当てはまる漢字を、⑨～⑯は漢字の読みを答えてください。

❶ 初《しょ》□《し》貫《かん》徹《てつ》

❷ 有《ゆう》□《げん》実《じっ》行《こう》

❸ 日《にっ》進《しん》□《げっ》歩《ぽ》

❹ 愚《ぐ》公《こう》□《い》山《ざん》

❺ □《あく》事《じ》千《せん》□《り》

❻ □《ふん》骨《こつ》□《さい》身《しん》

❼ 一《いち》意《い》□《せん》□《しん》

❽ 七《しち》□《てん》八《はっ》□《き》

❾ 一期一会

❿ 謹厳実直

⓫ 率先垂範

⓬ 臥薪嘗胆

⓭ 清廉潔白

⓮ 堅忍不抜

⓯ 勤倹力行

⓰ 切磋琢磨

ヒント

❻骨身を惜しまない一生懸命な姿。❼脇目もふらず、ひたすら一途に。

答えは次ページ

答え

座右の銘・人生訓にしたい四字熟語

❶ 初志貫徹《しょしかんてつ》

初めに思い立った望みや志を、くじけずに最後まで貫き通して達成すること。

❷ 有言実行《ゆうげんじっこう》

口にしたことを必ず実行すること。人前で宣言して、それを必ず成し遂げること。

❸ 日進月歩《にっしんげっぽ》

毎日のように、毎月のように、絶えず進歩すること。進歩の度合いが急速であること。

❹ 愚公移山《ぐこういざん》

どんな困難に直面しても、根気よく努力を続ければ最後には成功するという教え。

❺ 悪事千里《あくじせんり》

悪い評判やうわさは、たとえ千里もの遠くにあっても、すぐに世間に知れ渡ること。

❻ 粉骨砕身《ふんこつさいしん》

力の限り一生懸命に努力すること。骨を粉にし、身を砕くほど努力するという意味から。

❼ 一意専心《いちいせんしん》

他のことに構うことなく、ただひたすら一つの物事に気持ちを集中させること。

❽ 七転八起《しちてんはっき》

失敗や敗北してもあきらめず、何度も挑戦を繰り返すこと。「七転び八起き」。

❾ いちごいちえ

一生に一度しかない出会い。一生に一度の思いで、出会いを大切にすること。

❿ きんげんじっちょく

慎み深く、真面目で正直なさま。度が過ぎると、否定的な意味で使われることも。

⓫ そっせんすいはん

人の先頭に立って物事を行い、自分で手本を示すこと。「垂範」は、模範を示すこと。

⓬ がしんしょうたん

目的達成のため、苦労に耐えること。復讐を誓い、薪の上に寝て苦い胆《きも》をなめるの意味。

⓭ せいれんけっぱく

心や行いが清く正しく、私欲や不正がまったくないこと。後ろ暗いところがないこと。

⓮ けんにんふばつ

どんなことがあっても動じないで、困難に負けず我慢して堪えること。

⓯ きんけんりっこう※

よく働き慎ましく暮らし、精一杯努力すること。「力行」は、努力して物事に励むこと。

⓰ せっさたくま

学問や技量をさらに磨き上げること。仲間で互いに励まし合い、鍛錬や修行をすること。

※「力行」は「りきこう」「りょっこう」「りょくこう」とも読みます。

人間の言動・性格にまつわる四字熟語

▼①〜⑧は空欄に当てはまる漢字を、⑨〜⑯は漢字の読みを答えてください。

❶ 温《おん》□《こう》篤《とく》□《じつ》

❷ □《ぎ》心《しん》暗《あん》□《き》

❸ □《きょう》喜《き》乱《らん》□《ぶ》

❹ □《あん》中《ちゅう》□《も》索《さく》

❺ □《じん》面《めん》獣《じゅう》□《しん》

❻ □《し》慮《りょ》□《ふん》別《べつ》

❼ □《や》郎《ろう》□《じ》大《だい》

❽ 曲《きょく》学《がく》□《あ》□《せい》

❾ 無知蒙昧

❿ 軽佻浮薄

⓫ 豪放磊落

⓬ 叱咤激励

⓭ 懇切丁寧

⓮ 頑迷固陋

⓯ 石部金吉

⓰ 牽強付会

ヒント

❸喜びのあまり、踊り出したくなるほど。❺人の顔を持つろくでなし。

答えは次ページ

答え

❶ 温厚篤実《おんこうとくじつ》

心温かくて情が厚く、誠実な人柄。「篤実」は、人情に厚く実直なさま。

❷ 疑心暗鬼《ぎしんあんき》

一度疑う気持ちを持つと、何でもないことにまで疑問や不安を感じ、心が乱れること。

❸ 狂喜乱舞《きょうきらんぶ》

我を忘れるほど、大いに喜ぶこと。思わず小躍りしてしまうほど、大喜びすること。

❹ 暗中模索《あんちゅうもさく》

手がかりがなく、あれこれやってみること。暗闇を手探りして求めるという意味から。

❺ 人面獣心《じんめんじゅうしん》

人情や慈悲を知らない、人でなし。顔は人間でも、心は獣に等しいこと。

❻ 思慮分別《しりょふんべつ》

物事や状況などを注意深く考え、理性ある判断を下すこと。そのような能力。

❼ 夜郎自大《やろうじだい》

自分の力量を過信して威張ること。「夜郎」は、中国前漢の時代にいた未開部族の国名。

❽ 曲学阿世《きょくがくあせい》

学問の真理を曲げて、世間に迎合する言動をすること。「阿世」は、世の中におもねる。

❾ むちもうまい

知恵や学問がなく、愚かなさま。道理に暗いこと。「知」は「智」とも書きます。

❿ けいちょうふはく

言動が軽はずみで、浮ついてしっかりしていないさま。信念がなく、移り気なこと。

⓫ ごうほうらいらく

心が広く大胆で、小さなことにこだわらないこと。太っ腹で肝がすわり、豪快なこと。

⓬ しったげきれい

大声をあげて励まし、元気づけること。「叱咤」は、大声で叱る（励ます）こと。

⓭ こんせつていねい

細かいところまで心が行き届き、手厚く親切なこと。最上級の気配りができていること。

⓮ がんめいころう

自分の考えに固執し、頑なで柔軟性がないため、正しい判断ができないさま。

⓯ いしべきんきち

生真面目で融通のきかない堅物を、石と金の硬いものを並べて人名のようにした語。

⓰ けんきょうふかい

事実や道理に合わないものを、自分に都合のいいように強引にこじつけること。

人間関係にまつわる四字熟語

▼①〜⑧は空欄に当てはまる漢字を、⑨〜⑯は漢字の読みを答えてください。

① □《い》気《き》□《とう》合《ごう》

② 離《り》□《ごう》集《しゅう》□《さん》

③ □《ひ》翼《よく》□《れん》理《り》

④ 異《い》□《たい》同《どう》□《しん》

⑤ 夫《ふ》唱《しょう》□《ふ》□《ずい》

⑥ 落《らっ》□《か》流《りゅう》□《すい》

⑦ 一《いっ》子《し》□《そう》□《でん》

⑧ □《だい》同《どう》□《だん》結《けつ》

⑨ 益者三友

⑩ 合縁奇縁

⑪ 氷炭相愛

⑫ 愛別離苦

⑬ 四海兄弟

⑭ 呉越同舟

⑮ 付和雷同

⑯ 偕老同穴

ヒント

⑤夫が言い出し、妻がそれに従うこと。

答えは次ページ

答え

❶ 意《い》気《き》投《とう》合《ごう》
互いの思いや気持ちなどが、ぴったりと一致すること。「意気」は、気持ち。

❷ 離《り》合《ごう》集《しゅう》散《さん》
人々が集まって仲間を作ったり、または別々に別れたりすること。

❸ 比《ひ》翼《よく》連《れん》理《り》
仲のよい夫婦や男女のたとえ。夫婦などの深い絆を「連理の契り」といいます。

❹ 異《い》体《たい》同《どう》心《しん》
体は違っても、心は一つに固く結ばれていること。夫婦や親しい人の間柄などのたとえ。

❺ 夫《ふ》唱《しょう》婦《ふ》随《ずい》
夫婦の仲がよいこと。夫が言い出し、妻がそれに従うこと。その逆は「婦唱夫随」。

❻ 落《らっ》花《か》流《りゅう》水《すい》
男女が慕い合い、相思相愛であることのたとえ。または、去り行く春の風情のこと。

❼ 一《いっ》子《し》相《そう》伝《でん》
学問や技芸などの奥義を、子どもまたは弟子の一人だけに伝え、他には秘密にすること。

❽ 大《だい》同《どう》団《だん》結《けつ》
複数の団体が共通の目的に向かい、細かな意見の違いを越えて一つにまとまること。

❾ えきしゃさんゆう
交際してためになる三種の友人のこと。正直な人、誠実な人、博識な人。

❿ あいえんきえん
人と人とが気心が合うか合わないかは、縁という不思議な力によるということ。

⓫ ひょうたんそうあい
冷たい氷と熱い炭のように、性質のまったく異なる者同士が愛し合うこと。

⓬ あいべつりく
愛する者との別れのつらさ。親子、兄弟、夫婦などと別れる苦痛や悲しみのこと。

⓭ しかいけいてい（しかいきょうだい）
世界中の人々が兄弟のように仲良くなること。「四海」は四方の海、転じて天下。

⓮ ごえつどうしゅう
仲の悪い者同士が同じ場所や境遇にいること。反目しながらも、協力し合うこと。

⓯ ふわらいどう
自分にしっかりとした主義・主張がなく、他人の意見に安易に同調すること。

⓰ かいろうどうけつ
夫婦が仲睦まじいことのたとえ。仲良く年を重ね、死後は同じ墓に葬られるということ。

物事の状態・様子にまつわる四字熟語

▼①～⑧は空欄に当てはまる漢字を、⑨～⑯は漢字の読みを答えてください。

① 同《どう》□《こう》異《い》□《きょく》

② 談《だん》□《ろん》風《ふう》□《はつ》

③ □《き》想《そう》天《てん》□《がい》

④ 大《だい》□《どう》小《しょう》□《い》

⑤ 旧《きゅう》□《たい》依《い》□《ぜん》

⑥ □《き》急《きゅう》□《そん》亡《ぼう》

⑦ □《うん》散《さん》□《む》消《しょう》

⑧ □《こう》唐《とう》□《む》稽《けい》

⑨ 群雄割拠

⑩ 孤城落日

⑪ 無味乾燥

⑫ 春風駘蕩

⑬ 紆余曲折

⑭ 夏炉冬扇

⑮ 古色蒼然

⑯ 寸善尺魔

ヒント

❸思いも寄らないこと。❻大ピンチの状況。

答えは次ページ

答え

❶ 同《どう》工《こう》異《い》曲《きょく》

音楽や詩文などで、手法は同じであっても作品の趣が違って見えること。

❷ 談《だん》論《ろん》風《ふう》発《はつ》

盛んに議論し合うこと。「風発」は、風が吹くように勢いが盛んなさま。

❸ 奇《き》想《そう》天《てん》外《がい》

普通では考えつかないほど、風変わりで奇抜なこと。「奇想、天外より落《お》つ」の略。

❹ 大《だい》同《どう》小《しょう》異《い》

細部に違いはあるが、だいたい同じであること。似たり寄ったりで大差のないこと。

❺ 旧《きゅう》態《たい》依《い》然《ぜん》

昔のままの状態で変化のないさま。古いしきたりや状況が続き、進歩や発展がないさま。

❻ 危《き》急《きゅう》存《そん》亡《ぼう》

危険が差し迫り、現在のまま生き残れるのか、滅びてしまうのかという瀬戸際のこと。

❼ 雲《うん》散《さん》霧《む》消《しょう》

雲や霧が消えるときのように、物事があとかたもなく消え失せること。

❽ 荒《こう》唐《とう》無《む》稽《けい》

言動に根拠がなく、現実性に乏しいこと。でたらめなこと。「稽」は、考える。

❾ ぐんゆうかっきょ

各地で実力者たちが勢力を振るい、互いに対立し合うこと。戦国時代などの状況のこと。

❿ こじょうらくじつ

勢いが衰え、心細く頼りのないこと。孤立無縁の城が、沈みゆく夕日に照らされる光景。

⓫ むみかんそう

味わいも面白みもなく、つまらないこと。味もそっけもないこと。趣や潤いのないさま。

⓬ しゅんぷうたいとう

春の景色ののどかなさま。転じて、何事もなく平穏なこと。温厚でのんびりした人柄。

⓭ うよきょくせつ

道や川などが曲がりくねること。物事の事情が込み入り、解決に手間取ること。

⓮ かろとうせん

夏の火鉢と冬のうちわのように、季節外れで役に立たない物のたとえ。無駄な物のこと。

⓯ こしょくそうぜん

ひどく古びたさま。古めかしく趣のあるさま。「蒼然」は、古びて色あせたさま。

⓰ すんぜんしゃくま

小さな善と大きな魔。よいことがあっても、悪いことに邪魔されることが多いこと。

第2章

思考力を養う

ひらめき四字熟語

第2章

イラストや写真を使ったビジュアル問題や、反対の意味を持つ対義語の穴埋めなど、さまざまな角度から四字熟語に触れてみましょう。後半では、うっかり間違えやすい四字熟語がずらりと並んでいるので、じっくり取り組んでください。

【実力レベル診断】

全195問のうち、どのくらい正解したのか採点してみましょう。

170問以上正解 ：博士レベル
145問以上正解 ：秀才レベル
120問以上正解 ：一般レベル

第2章の四字熟語

円木警枕《えんぼくけいちん》

【意味】

苦労しながら懸命に勉強に励むことのたとえ。寝る間も惜しんで、必死に頑張ること。

中国の北宋時代の詩人・司馬光《しばこう》は、政治家としても活躍した偉人です。若かりし頃は、丸木を枕代わりにして熟睡しないように工夫を凝らし、睡眠を極限まで削って勉学に励んだというエピソードが伝わります。執念にも似た強い気持ちで努力を続けることが、成功につながるのです。

連想四字熟語 ①

▼イラストとヒントを参考に、空欄に当てはまる漢字を入れてください。

❶

一□両□

ためらうことなく
スパッと真っ二つに

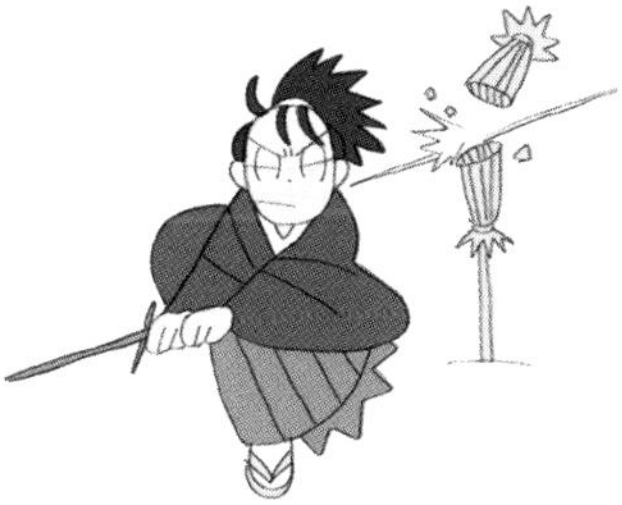

❷

□方□人

だれにでも
“いい顔”ばかりでは
嫌われるかも

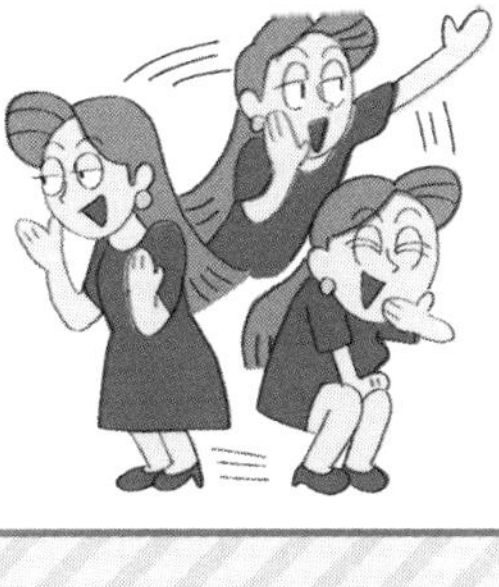

❸

明□□水

曇りのない
澄みきった心

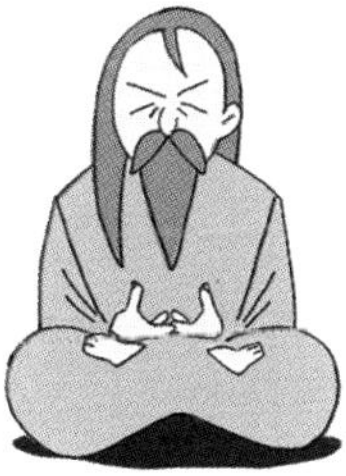

❹

□城□池

鉄壁の守備で
他からの攻撃を
シャットアウト

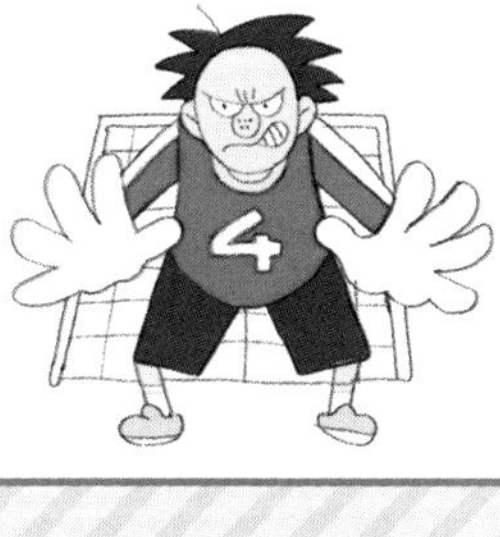

答えは次ページ

答え

❶ 一刀両断《いっとうりょうだん》

ためらうことなく、きっぱり決断するさま。一太刀で真っ二つに切ることから。

❷ 八方美人《はっぽうびじん》

だれからもよく見られたいと、愛想よく振る舞うこと。「八方」は、あらゆる方向。

❸ 明鏡止水《めいきょうしすい》

曇りのない鏡と静かな水。わだかまりもなく、静かで澄みきった心のたとえ。

❹ 金城湯池《きんじょうとうち》

守りがきわめて堅い城と堀。転じて、付け入る隙のない堅固な備えのたとえ。

春夏秋冬の四字熟語

うららかな春

柳暗花明《りゅうあんかめい》 花と緑にあふれた春の景色。柳が茂ってほの暗く、花が咲き乱れて明るいという意味。花柳界を指すことも。

春寒料峭《しゅんかんりょうしょう》 春が訪れて暖かくなった後に、寒さがぶり返し、肌寒く感じられること。「料」は触れる、「峭」は厳しいさま。

花天月地《かてんげっち》 花が空いっぱいに咲き乱れ、月が大地を明るく照らしている景色。春の夜の美しさを表します。

さわやかな秋

刻露清秀《こくろせいしゅう》 さっぱりとしてすがすがしい秋の景色。「刻露」は、木の葉が落ちて山の形がはっきり現れること。

新涼灯火《しんりょうとうか》 秋の初めの涼しくなり始めたころは、明かりの下での読書に最適であるということ。

秋風索莫《しゅうふうさくばく》 秋の風が吹き、物寂しくなること。転じて、勢いが衰えて寂しくなるさまや、しょんぼりしたさまを表します。

灼熱の夏

烈日赫赫《れつじつかくかく》 太陽の光が猛烈に降り注ぎ、暑くなるさま。「烈日」は激しく照りつける太陽、「赫赫」は真っ赤に照り輝くこと。

九夏三伏《きゅうかさんぷく》 夏の最も暑いころ。「九夏」は夏の90日間、「三伏」は夏至後の初伏、中伏、末伏の、一年でいちばん暑い時期。

流金鑠石《りゅうきんしゃくせき》 厳しい暑さのたとえ。「鑠」は、溶かすの意味。金属や石がすべて溶けて流れるほどの暑さを表します。

銀世界の冬

滴水成氷《てきすいせいひょう》 冬の猛烈な寒さや、極寒の地のたとえ。「滴水氷を成《な》す」（滴《したた》り落ちる水が氷になる）と読み下します。

麪市塩車《めんしえんしゃ》 雪が降り積もった景色。「麪」は、小麦粉。「麪市」は雪に覆われた街、「塩車」は雪をかぶった車のたとえ。

和気香風《かきこうふう》 のどかな陽気になり、どことなくよい香りが漂うこと。主に、秋から冬の暖かい日の形容に使われます。

連想四字熟語 ②

▼イラストとヒントを参考に、空欄に当てはまる漢字を入れてください。

❶

天□□異

神の怒りとして
おそれられてきました

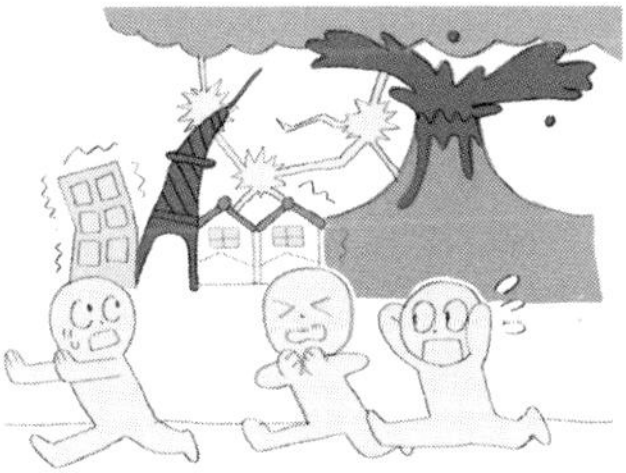

❷

食物□□

「食べる・食べられる」の
関係でつながる

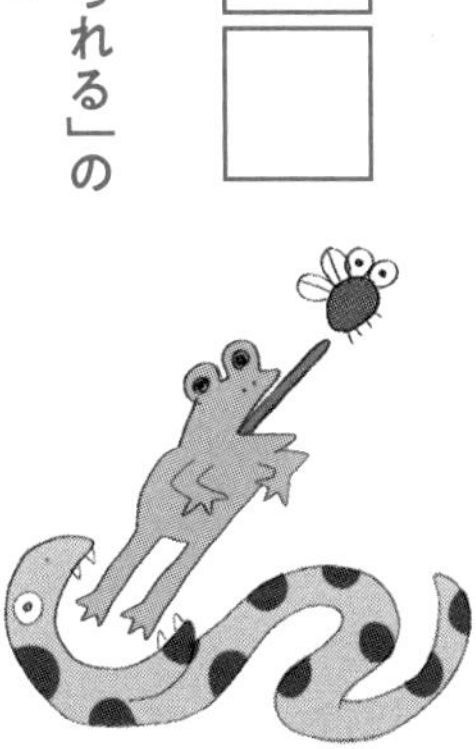

❸

花鳥□□

自然の美しさに触れ
風流にひたります

❹

免□皆□

一人前として
晴れて認められました

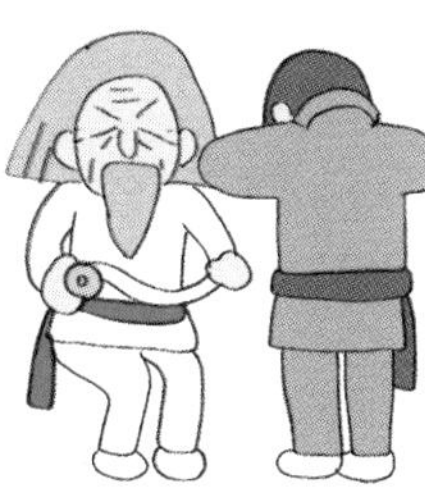

答えは次ページ

答え

❶ **天変地異**《てんぺんちい》

自然界に起こる異変。「天変」は天の異変（大雨など）、「地異」は地の異変（地震など）。

❷ **食物連鎖**《しょくもつれんさ》

生態系の仕組み。「食う・食われる」の関係で生物たちが鎖状につながっていること。

❸ **花鳥風月**《かちょうふうげつ》

自然の美しい風景。美しい自然を見て感動し、詩歌や絵画などを作ること。

❹ **免許皆伝**《めんきょかいでん》

技術や武術の奥義や極意を、師匠や先生がこれと見込んだ弟子にすべて伝授すること。

喜怒哀楽の四字熟語

笑顔に満ちた喜

有頂天外《うちょうてんがい》　このうえなく大喜びすること。「有頂天」は、仏教で形ある世界の最上位の天。それより外に出るという意味から。

歓天喜地《かんてんきち》　小躍りするように、大喜びすること。「歓天」は天に向かって喜ぶこと、「喜地」は地に向かって喜ぶこと。

手舞足踏《しゅぶそくとう》　うれしさで気持ちが高ぶり、躍り上がって喜ぶこと。「手の舞い、足の踏む所を知らず」が語源。

胸を打つ哀

泣血漣如《きゅうけつれんじょ》　深い悲しみで激しく泣くこと。「泣血」は涙が枯れて血の涙を流すこと、「漣如」は涙のしたたるさま。

悽愴流涕《せいそうりゅうてい》　はたで見ていられないほど、悼み悲しんで涙を流すこと。「悽愴」は痛ましいほどに悲しむ、「涕」は涙。

盈盈一水《えいえいいっすい》　愛する人に会えない苦しみ。「盈盈」は水が満ちているさまを表し、男女が一筋の川に隔てられていることから。

激情に駆られる怒

切歯扼腕《せっしやくわん》　怒りや無念などでくやしがっているさま。「切歯」は歯ぎしり、「扼腕」は自分の腕を握りしめること。

横眉怒目《おうびどもく》　険しい目つきで怒気をみなぎらせた顔つきのこと。眉をつり上げて目を怒らせた、厳しい表情。

眥裂髪指《しれつはっし》　激しい怒り。「眥裂」は眼を大きく見開くこと、「髪指」は髪の毛が逆立つことで、怒りの表情を表します。

心躍る楽

活計歓楽《かっけいかんらく》　好き勝手に楽しみながら、自由に暮らすこと。または贅沢三昧《ぜいたくざんまい》な生活。「活計」は、贅沢をすること。

心曠神怡《しんこうしんい》　心は大らかでのびのびとして、愉快な気分になること。「心曠」は心が広いこと、「神怡」は心が喜ぶこと。

曲肱之楽《きょくこうのたのしみ》　貧しさの中にある楽しみ。「曲肱」は、ひじを曲げる。貧しくて枕を買えず、ひじを枕代わりにすること。

連想四字熟語 ③

▼写真とヒントを参考に、空欄に当てはまる漢字を入れてください。

❶

□崖□壁

サスペンスドラマのラストシーン

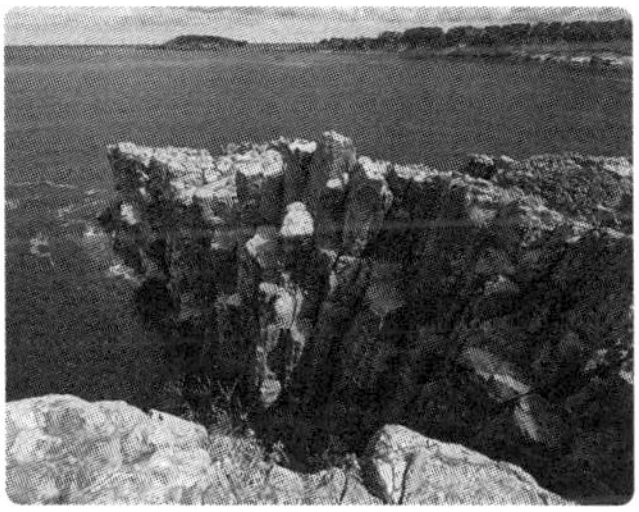

❷

沈□黙□

ただひたすら物思いにふける

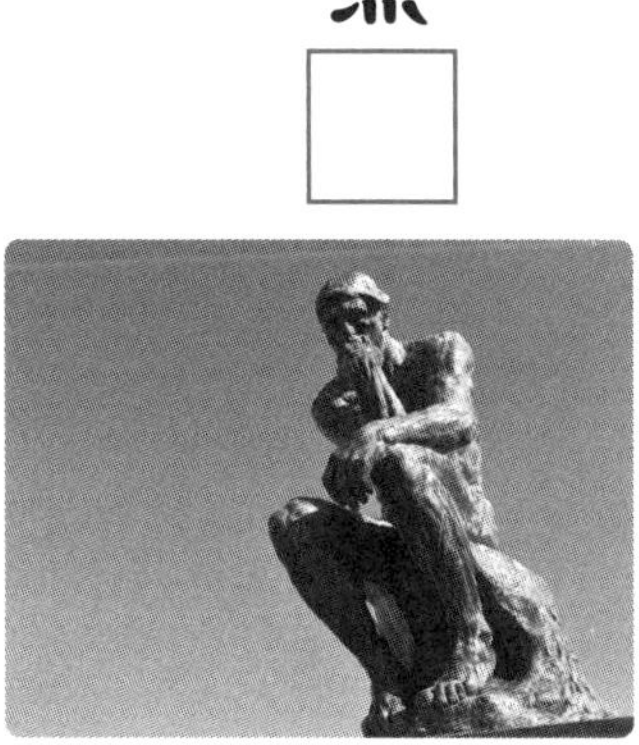

❸

□心□心

仲良しなら心で通じ合う

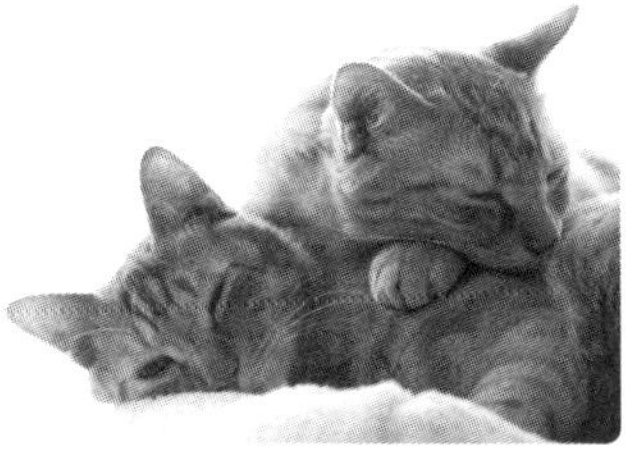

❹

□身□頭

頭を下げてゴメンなさい

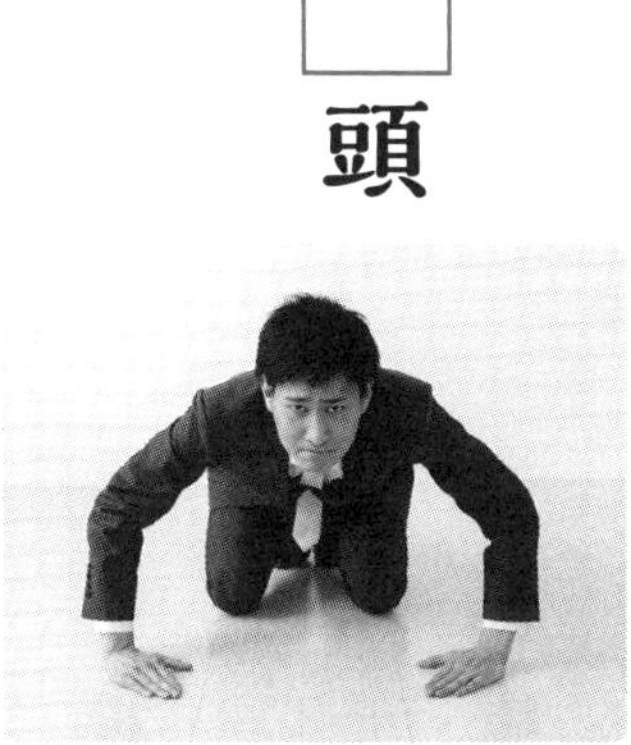

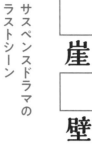

答えは次ページ

答え

連想四字熟語③

❶ 断崖絶壁《だんがいぜっぺき》

険しくそり立った崖《がけ》。転じて、危機的な状況や大ピンチにあることのたとえ。

❷ 沈思黙考《ちんしもっこう》

あれこれと思いをめぐらし、黙って考えること。気を散らさず、深く考え込むこと。

❸ 以心伝心《いしんでんしん》

考えや思いが、文字や言葉を使わずに心から心へ伝わること。心と心で通じ合うこと。

❹ 平身低頭《へいしんていとう》

恐縮して頭を下げ、ひたすら謝ること。物事を頼む際に、身を低くして頭を下げること。

名作の四字熟語①

私は、今宵、殺される。殺される為に走るのだ。身代りの友を救う為に走るのだ。王の奸佞邪智を打ち破る為に走るのだ。

太宰《だざい》 治《おさむ》『走れメロス』

▼

奸佞邪智《かんねいじゃち》

心が曲がっていて、悪知恵が働く人。「奸佞」は、心が悪く、こびへつらうこと。

世界の尤《もっと》も気の毒なるもの恐《おそ》くは露西亜《ロシア》皇帝ならん、彼は囚人なり、只《た》だ錦衣玉食するに過ぎず

木下尚江《きのしたなおえ》『火の柱』

▼

錦衣玉食《きんいぎょくしょく》

贅沢《ぜいたく》な暮らしを送ること。錦《にしき》のような着物と、珠玉のような食べ物のこと。

あのくらい気性の烈《はげ》しい女は、一人も見た事がありません。もしその時でも油断していたらば、一突きに脾腹《ひばら》を突かれたでしょう。いや、それは身を躱《かわ》したところが、無二無三に斬り立てられる内には、どんな怪《け》我《が》も仕《し》兼《か》ねなかったのです。

芥川龍之介《あくたがわりゅうのすけ》『藪《やぶ》の中』

▼

無二無三《むにむさん》

わき目もふらず、いちずになること。もともとは仏教語で、仏になる道はただ一つしかなく、他に道はないという意味。「むにむざん」とも読みます。

連想四字熟語 ④

▼写真とヒントを参考に、空欄に当てはまる漢字を入れてください。

❶ 深□幽□

人の姿がほとんどなく、ひっそりとした場所

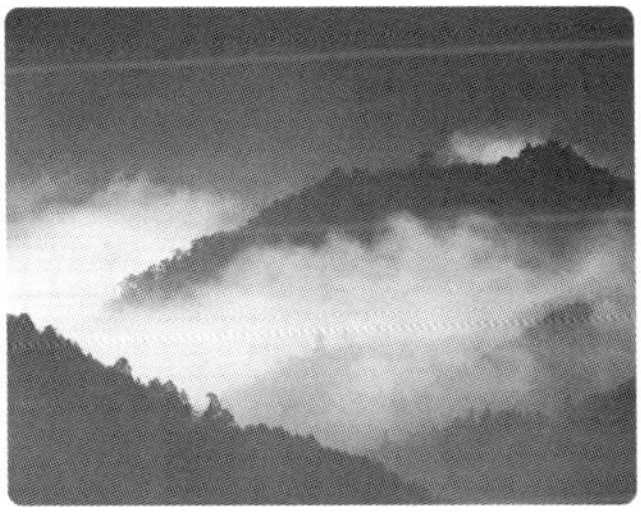

❷ 弱□強□

強者のみが栄える大自然の掟

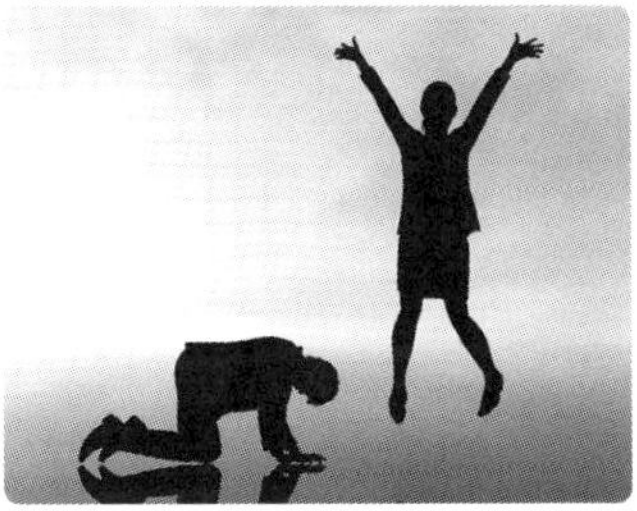

❸ 悠悠□□

煩わしさから解放された自由な暮らし

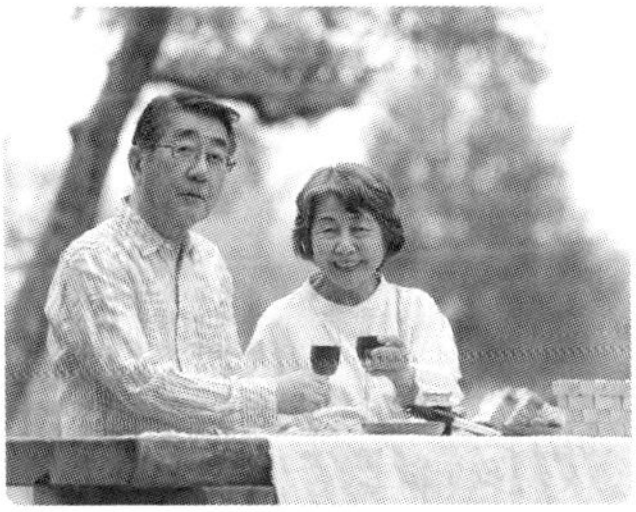

❹ 質□応□

会議や講演会の最後の時間

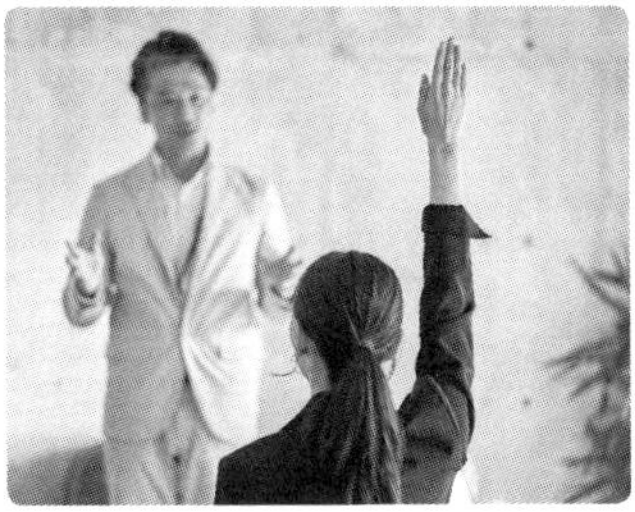

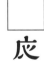

答えは次ページ

答え

❶ **深山幽谷**《しんざんゆうこく》

人里離れた大自然にある山や谷。「深山」は深い山奥、「幽谷」は深くて暗い谷間。

❷ **弱肉強食**《じゃくにくきょうしょく》

弱者が強者のえじきになること。強者が弱者を滅ぼし、大いに繁栄すること。

❸ **悠悠自適**《ゆうゆうじてき》

俗世間から身を引き、のんびりと暮らすこと。「悠悠」は、ゆったりと落ち着いたさま。

❹ **質疑応答**《しつぎおうとう》

疑問点を質問したり、それに答えたりすること。「質」は、問いただすこと。

名作の四字熟語②

出直すのも面倒だからしばらく休息しようと、叉《また》の上に陣取《じんど》って第二の機会を待ち合せていたら、いつの間にか眠くなって、つい黒甜郷裡に遊んだ。

夏目漱石《なつめそうせき》『吾輩は猫である』

▼

黒甜郷裡《こくてんきょうり》**（裏）**

昼寝の夢の世界の中。「黒甜」は昼寝、「黒甜郷」は昼寝の世界、「裡」は内側の意味。

ムッとした紀昌を導いて、老隠者《ろういんじゃ》は、そこから二百歩ばかり離れた絶壁の上まで連れて来る。脚下《きゃっか》は文字通りの屏風《びょうぶ》のごとき壁立千仭、遥か真下に糸のような細さに見える渓流をちょっと覗いただけでたちまち眩暈《めまい》を感ずるほどの高さである。

中島敦《なかじまあつし》『名人伝』

▼

壁立千仭《へきりつせんじん》

岩が壁のように切り立っているさま。「仭」は長さの単位で、「千仭」は非常に高い（または深い）こと。

日本戦史は武士道の戦史よりも権謀術数の戦史であり、歴史の証明にまつよりも自我の本心を見つめることによって歴史のカラクリを知り得るであろう。

坂口安吾《さかぐちあんご》『堕落論』

▼

権謀術数《けんぼうじゅっすう》

人を巧みにあざむくための策略。「権」「謀」「術」「数」は、どれも計略のこと。

穴埋め四字熟語 ①

▼ヒントを参考に、空欄にそれぞれ対になる語を入れてください。

例 善□善□ → 善男善女

❶ 利点だけじゃない
一□一□

❷ 物事の成り行き
一部□□

❸ 栄えるのは強者のみ
優□劣□

❹ 混乱するばかり
□往□往

❺ あちこち走り回る
□奔□走

❻ 思惑は人それぞれ
□床□夢

❼ 珍しい出来事
空□絶□

❽ 最後は一件落着
勧□懲□

❾ 苦労が実を結ぶ
□憂□楽

❿ 数だけは多い
□象□象

⓫ お国のために
滅□奉□

⓬ 完璧主義はダメ
巧□拙□

⓭ 議論がまとまらない
□論□駁

⓮ 理想が先行しがち
眼□手□

⓯ 心配事があちこちに
□憂□患

⓰ 世間を驚かす
驚□動□

答えは次ページ

❶ **一長一短**《いっちょういったん》

人や物事には、よい面もあれば悪い面もあること。完全ではないこと。

❷ **一部始終**《いちぶしじゅう》

始めから終わりまでの詳しい事情のすべて。一冊の本の始めから終わりまでの意味から。

❸ **優勝劣敗**《ゆうしょうれっぱい》

優れた者が勝ち、劣った者が負けること。競争社会における厳しい現実を示した言葉。

❹ **右往左往**《うおうさおう》

混乱してうろたえ、右に行ったり左に行ったりすること。秩序がないことのたとえ。

❺ **東奔西走**《とうほんせいそう》

仕事や用事のため、東へ西へと忙しく走り回ること。「奔」は、走ること。

❻ **同床異夢**《どうしょういむ》

同じ立場にある仲間や仕事の同僚であっても、それぞれ考え方や目的が違うこと。

❼ **空前絶後**《くうぜんぜつご》

過去に例がなく、今後も起きそうにない珍しいこと。とても希な出来事。

❽ **勧善懲悪**《かんぜんちょうあく》

善事を奨励し、悪事を懲らしめること。善玉が最後には悪玉を滅ぼす芝居など。

❾ **先憂後楽**《せんゆうこうらく》

先に苦労を味わえば、後で楽しみが得られること。苦労が最後には成果につながること。

❿ **有象無象**《うぞうむぞう》

数だけが多い、つまらない人物。世の中にあるさまざまなくだらない物。

⓫ **滅私奉公**《めっしほうこう》

私利私欲を捨て、国や社会などに尽くすこと。個人より組織全体の利益を優先する態度。

⓬ **巧遅拙速**《こうちせっそく》

上手にやり遂げようと時間をかけるより、たとえ下手でも速いほうがよいということ。

⓭ **甲論乙駁**《こうろんおつばく》

あれこれ主張し合い、議論がまとまらないこと。甲が論じ、乙が反対するという意味から。

⓮ **眼高手低**《がんこうしゅてい》

物を見る目はあっても、実技が低いこと。理想ばかり高く、実力が伴わないこと。

⓯ **内憂外患**《ないゆうがいかん》

国内の心配事と、外国との間のやっかいな事態。会社の内外の憂慮を指すことも。

⓰ **驚天動地**《きょうてんどうち》

世間をひどく驚かせる事件、常識はずれの出来事。「天を驚かし、地を動かす」。

穴埋め四字熟語 ②

▼ヒントを参考に、空欄に共通する漢字を入れてください。

例 □家□元 ➡ 本家本元

❶ うそのない気持ち
□心□意

❷ スピード勝負
□断□決

❸ 肥満につながる
□飲□食

❹ 贅沢しません
□衣□食

❺ パーフェクトな存在
□知□能

❻ うぬぼれが強い
□画□賛

❼ 自分第一主義
□利□欲

❽ リーダーの視点
大□高□

❾ 手と手を取り合って
□存□栄

❿ 恋人同士
□思□愛

⓫ 役に立ちません
□理□論

⓬ 投げやりな言動
□暴□棄

⓭ 第三者だからこそ
岡□八□

⓮ これぞ本物
□真□銘

⓯ わけがわからない
無□苦□

⓰ がむしゃら
遮□無□

答えは次ページ

答え

❶ 誠心誠意《せいしんせいい》

真心がこもっているさま。打算的に考えず、真心を尽くして課題や問題に対処すること。

❷ 即断即決《そくだんそっけつ》

その場ですぐに判断し、迅速に決めること。躊躇《ちゅうちょ》することなく決断を下すこと。

❸ 暴飲暴食《ぼういんぼうしょく》

度を越して大量に飲み食いすること。「暴」は、程度がはなはだしいこと。

❹ 粗衣粗食《そいそしょく》

粗末な衣服と、貧しい食事。贅沢をせず、簡素で慎ましい生活のこと。

❺ 全知全能《ぜんちぜんのう》

すべてを知り、どんなことでもできる完全な能力。神のような完全無欠な存在。

❻ 自画自賛《じがじさん》

自分の言動を自分でほめること。自分で描いた絵に、自分で賛《さん》（詞書）を書くことから。

❼ 私利私欲《しりしよく》

自分の利益や欲求を第一に考え、それを満たそうと自分勝手に行動すること。

❽ 大所高所《たいしょこうしょ》

物事の細部にとらわれないで、広く全体を見通すこと。偏見や私情を捨てた広い視野。

❾ 共存共栄《きょうぞんきょうえい》

二つ以上のものが互いに助け合って生き抜き、ともに繁栄すること。

❿ 相思相愛《そうしそうあい》

互いに慕い合い、愛し合っていること。「相」は、相手と相互の二つの意味を表します。

⓫ 空理空論《くうりくうろん》

現実からかけ離れている考えや、役に立たない観念的な理論。机上《きじょう》の空論のこと。

⓬ 自暴自棄《じぼうじき》

希望を失い、どうなってもいいと投げやりな行動をすること。自分を駄目にすること。

⓭ 岡目八目《おかめはちもく》

当事者より第三者のほうが、事の成り行きを正しく判断できること。「傍目八目」とも。

⓮ 正真正銘《しょうしんしょうめい》

まったくの本物であること。うそ偽りや間違いがないことを強調した言葉。

⓯ 無茶苦茶《むちゃくちゃ》

物事が混乱して筋道が立たず、わけがわからないさま。物事が度を越して激しいさま。

⓰ 遮二無二《しゃにむに》

がむしゃらに行動すること。「遮二」は二を断ち切る、「無二」は二つとないこと。

穴埋め四字熟語 ③

▼空欄に共通する語句を入れて、三つの四字熟語を作りましょう。

例
□□一品・□□御免・□□統一
↓
天下一品・天下御免・天下統一

❶
□□保護
□□淘汰
□□科学

❷
□□無用
□□神明
□□創造

❸
□□一善
□□署長
□□千秋

❹
□□戦争
□□独歩
□□自尊

❺
□□心中
□□難題
□□矢理

❻
付加□□
希少□□
企業□□

❼
異常□□
群集□□
深層□□

❽
満場□□
言行□□
政教□□

❾
自由□□
変幻□□
緩急□□

答えは次ページ

答え

❶ 自然保護《しぜんほご》
自然環境を保全・保護すること。

自然淘汰《しぜんとうた》
環境に適した者のみが生き残ること。

自然科学《しぜんかがく》
自然現象を対象とする学問の総称。

❷ 天地無用《てんちむよう》
上下逆さまにしてはいけないこと。

天地神明《てんちしんめい》
天と地のあらゆる神々のこと。

天地創造《てんちそうぞう》
神が天地を創造したとする考え。

❸ 一日一善《いちにちいちぜん》
1日に一つでも善い行いをすること。

一日署長《いちにちしょちょう》
警察署などで有名人を一日だけ署長に。

一日千秋《いちじつせんしゅう》
1日が千年に思えるほど待ち遠しい。

❹ 独立戦争《どくりつせんそう》
独立を目指して起こす戦争。

独立独歩《どくりつどっぽ》
他人に頼らず、独力で行動すること。

独立自尊《どくりつじそん》
独力のみで自らの尊厳を保つこと。

❺ 無理心中《むりしんじゅう》
相手を強引に引き込んでする心中。

無理難題《むりなんだい》
解決、回答するのが難しい問題。

無理矢理《むりやり》
無理と知りながら、強引に行うさま。

❻ 付加価値《ふかかち》
商品などに付け加えられた独自価値。

希少価値《きしょうかち》
少なくて珍しいことによる価値。

企業価値《きぎょうかち》
会社全体の経済的な価値。

❼ 異常心理《いじょうしんり》
夢や催眠、または精神異常者の心理。

群集心理《ぐんしゅうしんり》
群集の中に生じる特殊な心理状態。

深層心理《しんそうしんり》
心の奥深くで働く、無意識の心理。

❽ 満場一致《まんじょういっち》
その場の全員の意見が一致すること。

言行一致《げんこういっち》
発言と行動が食い違わないこと。

政教一致《せいきょういっち》
政治と特定の宗教が一体化した国家。

❾ 自由自在《じゆうじざい》
自分の思うままにできること。

変幻自在《へんげんじざい》
変わり身が素早いこと。

緩急自在《かんきゅうじざい》
状況に応じて緩急を操ること。

打ち消し語を使った四字熟語

▼空欄に「不」「無」「非」「未」「否」のいずれかを入れ、四字熟語を作りましょう。

❶ 問答□用

❷ 残酷□道

❸ □来永劫

❹ □可抗力

❺ 人畜□害

❻ 人跡□踏

❼ 感慨□量

❽ 傲岸□遜

❾ 罪状認□

❿ 運□天賦

⓫ □芸大食

⓬ 部分□定

⓭ 浅学□才

⓮ 理□曲直

⓯ 千古□易

⓰ □要□急

ヒント

⑯コロナ禍において、○○○○の外出・移動の自粛が求められました。

答えは次ページ

答え

❶ **問《もん》答《どう》無《む》用《よう》**

話し合っても無意味なさま。無駄であることから、議論を終わらせる場面などに用います。

❷ **残《ざん》酷《こく》非《ひ》道《どう》**

むごたらしくて、人の道に背いているさま。道理や人情に背いた行為のこと。

❸ **未《み》来《らい》永《えい》劫《ごう》**

これから未来へ、無限に長い年月にわたること。「永劫」は「ようごう」とも読みます。

❹ **不《ふ》可《か》抗《こう》力《りょく》**

人の力ではどうにもならない事態。十分な対策を講じても、損害を防止できないもの。

❺ **人《じん》畜《ちく》無《む》害《がい》**

人や家畜に対して危害を与える恐れがないこと。女性にとって危険ではない男性。

❻ **人《じん》跡《せき》未《み》踏《とう》**

人が一度も入ったり通ったりしたことがないこと。人を寄せつけない秘境。

❼ **感《かん》慨《がい》無《む》量《りょう》**

はかり知れないほど、深く身に染みて感じること。略して「感無量」というのが一般的。

❽ **傲《ごう》岸《がん》不《ふ》遜《そん》**

おごり高ぶり、人を見下すさま。思い上がって謙虚さを忘れ、威張り散らすさま。

❾ **罪《ざい》状《じょう》認《にん》否《ぴ》**

刑事裁判で、告発された罪に対し被告人が認めるかどうかについて行う答弁のこと。

❿ **運《うん》否《ぷ》天《てん》賦《ぷ》**

運命の良し悪しは、天の定めによるということ。運命を天に任せること。

⓫ **無《む》芸《げい》大《たい》食《しょく》**

特技も才能もなく、ただ大食いであること。自分を謙遜していう場合にも用いられます。

⓬ **部《ぶ》分《ぶん》否《ひ》定《てい》**

「必ずしも……ばかりではない」のように、すべてに成り立つとは限らないとする否定。

⓭ **浅《せん》学《がく》非《ひ》才《さい》**

学問、知識が乏しく、才能もないこと。自らが無知であることを謙遜していう語。

⓮ **理《り》非《ひ》曲《きょく》直《ちょく》**

道理にかなっていることと、道理に合わないこと。間違っていることと正しいこと。

⓯ **千《せん》古《こ》不《ふ》易《えき》**

価値などが長く変化しないこと。永久に不変であること。「易」は、変化するの意味。

⓰ **不《ふ》要《よう》不《ふ》急《きゅう》**

どうしても必要というわけでもなく、急ぐ必要もないこと。重要ではない用事など。

重ね言葉を使った四字熟語

▼漢字の読みを答えてください。

❶ 多士済済

❷ 勇気凜凜

❸ 意気揚揚

❹ 興味津津

❺ 和気藹藹

❻ 余裕綽綽

❼ 春日遅遅

❽ 非難囂囂

❾ 死屍累累

❿ 音吐朗朗

⓫ 香気芬芬

⓬ 余韻嫋嫋

⓭ 粒粒辛苦

⓮ 呵呵大笑

⓯ 唯唯諾諾

⓰ 是是非非

ヒント

❺仲良しで和やかなムード。⓯言われるがままに従います。

答えは次ページ

答え

❶ たしせいせい（たしさいさい）
優れた人材が数多く集まっていること。そのさま。「済済」は、数が多くて盛んなさま。

❷ ゆうきりんりん
失敗や危険をかえりみず、勇敢に物事に立ち向かうさま。「凛凛」は、凛々しいさま。

❸ いきようよう
誇らしげに振る舞うさま。得意げで威勢のよい振る舞い。「揚揚」は、得意げなさま。

❹ きょうみしんしん
興味や関心が湧き続けて尽きないさま。「津津」は、大量にあふれ出るさま。

❺ わきあいあい
和やかな雰囲気が周囲に満ちあふれているさま。「藹藹」は、和やかなさま。

❻ よゆうしゃくしゃく
落ち着き払い、悠然としているさま。「綽綽」は、落ち着いてゆとりがあるさま。

❼ しゅんじつちち
春の日の、静かでのどかなさま。春の一日はゆったり感じられ、暮れるのも遅いこと。

❽ ひなんごうごう
過失や欠点を責め立て、大声で非難すること。「囂囂」は、声が大きくやかましいさま。

❾ しるいるい
たくさんの死体が重なり合い、悲惨な光景が広がること。「累累」は、重なり合うさま。

❿ おんとろうろう
音声が豊かで、はっきりと響き渡ること。「朗朗」は、声が高く澄んでいるさま。

⓫ こうきふんぷん
花や香水、料理などのよい香りが一面に漂っていること。「芬芬」は、香りの高いさま。

⓬ よいんじょうじょう
音が鳴りやんだ後の、かすかに残る響き。あるいは、詩や文章の趣、出来事の余情など。

⓭ りゅうりゅうしんく
こつこつと努力を積み重ねること。穀物の一粒一粒が、農民の努力によることから。

⓮ かかたいしょう（かかだいしょう）
大声をあげて笑うこと。「呵呵」は、からからと大声で笑うさま。

⓯ いいだくだく
人に逆らわず、言いなりになるさま。「唯」「諾」とも、「はい」と応答すること。

⓰ ぜぜひひ
正しいことは正しい、悪いことは悪いと、私情を交えず公平に善悪を判断すること。

「之」を使った四字熟語

▼空欄に当てはまる漢字を入れてください。

1. 竹馬之□
2. 他山之□
3. 背水之□
4. 両刃之□
5. 水魚之□
6. 蟷螂之□
7. 三顧之□
8. 隔世之□
9. 糟糠之□
10. 胡蝶之□
11. 青雲之□
12. 漁夫之□
13. 長幼之□
14. 鴛鴦之□
15. 匹夫之□
16. 有終之□

ヒント
⑥「蟷螂」は、昆虫のカマキリ。⑭「鴛鴦」は、オシドリ。

答えは次ページ

答え

❶ 竹馬之友《ちくばのとも》

子どものときからの友人。幼いころに竹馬に乗り、一緒に遊んだ友達という意味。

❷ 他山之石《たざんのいし》

他人のつまらない行動や過ちが、自分にとって戒めになることのたとえ。

❸ 背水之陣《はいすいのじん》

一歩も引けないギリギリの状況に追い込まれ、決死の覚悟で事に当たること。

❹ 両刃之剣《もろはのつるぎ》

便利な物でも使い方を誤れば、危険を招くこと。効果がある一方、欠点も伴うこと。

❺ 水魚之交《すいぎょのまじわり》

離れることができない、親密な間柄のたとえ。水と魚のように、切っても切れない関係。

❻ 蟷螂之斧《とうろうのおの》

弱者が無謀にも強者に立ち向かうこと。身のほど知らずで向こう見ずな行為。

❼ 三顧之礼《さんこのれい》

礼儀を尽くし、優秀な人材を招くこと。真心を抱き物事を頼むこと。

❽ 隔世之感《かくせいのかん》

世の中がすっかり変わったと感じる気持ち。変化が激しく、断絶感を抱くこと。

❾ 糟糠之妻《そうこうのつま》

不遇の時代からともに苦労を重ねてきた妻。「糟糠」は酒《さけ》粕《かす》と糠《ぬか》で、貧しい食事の形容。

❿ 胡蝶之夢《こちょうのゆめ》

夢なのか現実なのか、区別できないさま。人生がはかないことのたとえ。

⓫ 青雲之志《せいうんのこころざし》

徳を磨き、高潔な人物になりたいという望み。高い地位に就きたいと願う気持ち。

⓬ 漁夫之利《ぎょふのり》

両者が争っている隙に、第三者が労せずしてその利益を横取りすること。

⓭ 長幼之序《ちょうようのじょ》

大人と子ども、または年長者と年少者の間の、家庭や社会生活で守るべき序列のこと。

⓮ 鴛鴦之契《えんおうのちぎり》

夫婦の絆がきわめて強いことのたとえ。鴛鴦《おしどり》のように、いつも仲良く連れ添うさま。

⓯ 匹夫之勇《ひっぷのゆう》

力まかせで、血気にはやるだけのつまらない勇気。思慮の浅い、無謀な小人の勇気。

⓰ 有終之美《ゆうしゅうのび》

最後まで完璧にやり通し、立派な結果を残すこと。締めくくりを美しくするという意味。

反対の意味を持つ四字熟語

▼正反対の意味を持つ対義語になるように、空欄に当てはまる漢字を入れてください。

❶ 多事多難 ↕ 平穏□事

❷ 明明白白 ↕ 曖昧□糊

❸ 隠忍自重 ↕ 軽□妄動

❹ 大器小用 ↕ 適□適□

❺ 軽薄短小 ↕ 重□長□

❻ 支離滅裂 ↕ 理□整□

❼ 悪逆非道 ↕ 品□方□

❽ 杓子定規 ↕ □機□変

❾ 進取果敢 ↕ □柔不□

ヒント

❽「杓子定規」は、融通がきかないこと。

答えは次ページ

答え

❶ 多事多難《たじたなん》↕平穏無事《へいおんぶじ》

「多事多難」は、事件やピンチにたくさん直面し、厳しい状況にあるさま。「平穏無事」は、特に変わったことがなく穏やかなさま。前者は困難、後者は平和を示しています。

❷ 明明白白《めいめいはくはく》↕曖昧模糊《あいまいもこ》

「明明白白」は、はっきりしているさま。「曖昧模糊」は、はっきりせず、ぼんやりと不明瞭なさま。物事や状況の明瞭性において、両者は真逆の意味を表しています。

❸ 隠忍自重《いんにんじちょう》↕軽挙妄動《けいきょもうどう》

「隠忍自重」は、怒りをこらえ、軽々しく行動しないこと。「軽挙妄動」は、深く考えず軽はずみに行動すること。行動や態度の慎重さにおいて、両者は真逆の意味を表しています。

❹ 大器小用《たいきしょうよう》↕適材適所《てきざいてきしょ》

「大器小用」は、優秀な人につまらない仕事をさせること。「適材適所」は、能力にふさわしい仕事を任せること。人材を適切に使いこなしているのかどうかの違いがあります。

❺ 軽薄短小《けいはくたんしょう》↕重厚長大《じゅうこうちょうだい》

「軽薄短小」は、軽くて薄く、短くて小さいさま。「重厚長大」は、重くて厚く、長く大きいさま。前者は軽々しく薄っぺらで、後者はどっしりと堅実な印象を与えます。

❻ 支離滅裂《しりめつれつ》↕理路整然《りろせいぜん》

「支離滅裂」は、バラバラでまとまりがなく、筋道が立っていないさま。「理路整然」は、きちんと秩序立てて展開されたさま。整合性や秩序の有無で両者に違いがあります。

❼ 悪逆非道《あくぎゃくひどう》↕品行方正《ひんこうほうせい》

「悪逆非道」は、人の道からはずれたとんでもない悪事。「品行方正」は、正しくて立派な行い。振る舞いや態度などが道徳的か模範的かで、両者には違いがあります。

❽ 杓子定規《しゃくしじょうぎ》↕臨機応変《りんきおうへん》

「杓子定規」は、一つの見方に当てはめてすべてを処置しようとすること。「臨機応変」は、成り行きに応じて適切な手段をとること。柔軟であるかどうかの違いがあります。

❾ 進取果敢《しんしゅかかん》↕優柔不断《ゆうじゅうふだん》

「進取果敢」は、意気込みがあって積極的で、決断力に優れていること。「優柔不断」は、ぐずぐずして決断しないこと。行動や決断における積極性の有無で両者に違いがあります。

読み間違いやすい四字熟語 ①

▼漢字の読みを答えてください。

❶ 一朝一夕

❷ 一言居士

❸ 一瀉千里

❹ 三位一体

❺ 四方山話

❻ 七五三縄

❼ 九十九折

❽ 九十九髪

❾ 上意下達

❿ 不承不承

⓫ 人事不省

⓬ 生殺与奪

⓭ 大言壮語

⓮ 落人伝説

⓯ 刃傷沙汰

⓰ 生真面目

ヒント

❺とりとめもなく、あれこれと話をします。

答えは次ページ

答え

❶いっちょういっせき
物事を達成するのには足りない、わずかな時間のたとえ。ひと朝ひと夜の意味から。

❷いちげんこじ（いちごんこじ）
自分の意見を一言でも言わなければ気が済まない人。口を出さずにいられない人。

❸いっしゃせんり
流れがきわめて速いこと。文章や言い回しがよどみなく、すらすら出てくること。

❹さんみいったい
三つのものが結びつき、一致協力すること。キリスト教の教義に由来する言葉。

❺よもやまばなし
世間話のこと。「よもやも（四方八方・四面八面）」から変化した語とされています。

❻しめなわ
神社や神棚などで見られる縄。神聖な場所と他の場所を区別するために張られます。

❼つづらおり
いくつにも折れ曲がって続く坂道や山道。ツヅラフジのつるのような形状に由来。

❽つくもがみ
老女の白髪。「百」の字から一画とった「白」を、百から一をとった「九十九」としたもの。

❾じょういかたつ
組織における上位の者や上層部からの命令・意向が、下位の者によく伝わること。

❿ふしょうぶしょう
気が進まないまま、しぶしぶ物事を進めること。「不承」を重ねて意味を強調した語。

⓫じんじふせい
意識を失い、昏睡《こんすい》状態に陥ること。「人事」は、人ができること（五感が働くこと）の意味。

⓬せいさつよだつ
生かすも殺すも、与えるのも奪うのも、相手のすべてを思いのままにできること。

⓭たいげんそうご
大げさに言うこと。できもしない威勢のいいことを言って、実行が伴わないこと。

⓮おちうどでんせつ（おちゅうどでんせつ）
都に住む高貴な身分の者が、戦乱に敗れて山間部に逃げ、そのまま定着したとする伝説。

⓯にんじょうざた
喧嘩などで刃物を取り出し、相手を切りつけて負傷させること。そのような騒動。

⓰きまじめ
きわめて真面目なこと。度が過ぎると融通がきかず、悪い意味で用いられることも。

読み間違いやすい四字熟語 ②

▼漢字の読みを答えてください。

❶ 傍若無人

❷ 順風満帆

❸ 物見遊山

❹ 悪口雑言

❺ 丁々発止

❻ 手練手管

❼ 頭寒足熱

❽ 自縄自縛

❾ 文人墨客

❿ 会者定離

⓫ 旗幟鮮明

⓬ 融通無碍

⓭ 無手勝流

⓮ 不惜身命

⓯ 瓜田李下

⓰ 悲喜交交

ヒント

❷かつて「じゅんぷうまんぽ」と誤読した総理大臣がいました。

答えは次ページ

答え

❶ぼうじゃくぶじん
他人のことなど気にかけず、自分勝手な振る舞いをすること。「傍《かたわら》に人無きが若《ごと》し」。

❷じゅんぷうまんぱん
物事が順調に進むことのたとえ。追い風を受け、船の帆がいっぱいに膨らむことから。

❸ものみゆさん
気晴らしにあちこちを見物して回ること。「遊山」は、野山に遊びに出かけること。

❹あっこうぞうごん
あれこれ悪口を言って、責め立てること。または、その悪口。同義語に「罵《ば》詈《り》雑《ぞう》言《ごん》」。

❺ちょうちょうはっし
互いに負けじと、激しく議論し合うさま。「丁丁」は、甲高い音が響くさま。

❻てれんてくだ
あの手この手を使い、巧みに人をだます技術。思うままに人を操ることのたとえ。

❼ずかんそくねつ
頭を冷たく冷やし、足を温めること。血液の循環がよくなる健康法の一つとされます。

❽じじょうじばく
自分の言動が足かせとなり、自由に行動できず苦しい立場になること。

❾ぶんじんぼっかく（ぶんじんぼっきゃく）
詩文や書画など、風流に親しむ人。芸術に精通した知識人のこと。

❿えしゃじょうり
この世で出会った人とは必ず離れる運命にあること。この世のはかなさを説いた言葉。

⓫きしせんめい
立場や態度がはっきりしていること。軍旗がはっきりして鮮やかであるという意味から。

⓬ゆうずうむげ
言動に何の障害もなく、自由でのびのびしていること。「無碍」は、妨げのないこと。

⓭むてかつりゅう
力によらず、策略だけで勝つこと。転じて、自分勝手にやること。自己流。

⓮ふしゃくしんみょう
仏道のために身も命も惜しまないこと。転じて、決死の覚悟で物事に対処すること。

⓯かでんりか
人に疑われるような言動は慎むべきだとする教え。嫌疑を抱かせるような言動のたとえ。

⓰ひきこもごも
悲しみと喜びが、代わる代わるやって来ること。悲しみと喜びが入り交じること。

四字熟語間違い探し ①

▼四字熟語の中に漢字の間違いがあるので、直してください。

❶ 五里夢中

❷ 口答試問

❸ 和洋折衰

❹ 減価消却

❺ 反信反疑

❻ 完全無決

❼ 厚顔無知

❽ 危機一発

❾ 難公不落

❿ 子葉末節

⓫ 公平無視

⓬ 社交辞礼

⓭ 良妻堅母

⓮ 虚心坦壊

⓯ 公女良俗

⓰ 報復絶倒

ヒント

❻パーフェクトです。⓰大笑いするさま。

答えは次ページ

答え

❶ 五里霧中《ごりむちゅう》
五里にもわたる深い霧の中のように、手掛かりがつかめず、どうすべきか迷うこと。

❷ 口頭試問《こうとうしもん》
面接・対話形式の試験のこと。試験官の質問に対し、口頭で答えさせる試験。

❸ 和洋折衷《わようせっちゅう》
生活様式や建築などで、日本と西洋の要素をほどよく取り合わせること。

❹ 減価償却《げんかしょうきゃく》
資産の購入費用を減価（価値の目減り分）として年度ごとに分割し、経費に計上すること。

❺ 半信半疑《はんしんはんぎ》
半分は信じているが、半分は疑っている状態。真偽が定かでなく、迷っているさま。

❻ 完全無欠《かんぜんむけつ》
欠点や不足などがまったくなく、完璧なさま。非の打ちどころがないこと。

❼ 厚顔無恥《こうがんむち》
厚かましく、恥知らずなこと。「厚顔」は、面の皮が厚く、ずうずうしいさま。

❽ 危機一髪《ききいっぱつ》
一つ間違えれば危険に追い込まれる状況。「一髪」は、髪の毛一本ほどのわずかな差。

❾ 難攻不落《なんこうふらく》
守りが堅く、攻め落とすのが難しいこと。転じて、相手を承知させるのが困難なこと。

❿ 枝葉末節《しようまっせつ》
重要ではない、些細《ささい》な部分。幹から離れた枝葉と、材木の端にある節という意味から。

⓫ 公平無私《こうへいむし》
一方に偏らず平等な立場をとり、私的な感情や利益を交えないこと。

⓬ 社交辞令《しゃこうじれい》
人間付き合いにおける慣習的なあいさつ。相手を喜ばせるためだけのリップサービス。

⓭ 良妻賢母《りょうさいけんぼ》
夫に対しては良い妻であり、子どもに対しては養育に励む賢い母であること。

⓮ 虚心坦懐《きょしんたんかい》
心にわだかまりがなく、さっぱりしていること。先入観なしに物事に対処すること。

⓯ 公序良俗《こうじょりょうぞく》
国家社会などの公の秩序と、善良な風俗。社会的に妥当とされる道徳観のこと。

⓰ 抱腹絶倒《ほうふくぜっとう》（捧腹絶倒《ほうふくぜっとう》）
腹を抱えて大笑いすること。「絶倒」は、転げ回るほど大いに笑うこと。

四字熟語間違い探し ②

▼四字熟語の中に漢字の間違いがあるので、直してください。

1. 一心胴体
2. 一軒落着
3. 心気一転
4. 絶対絶命
5. 短刀直入
6. 玉石混合
7. 快投乱麻
8. 衆人監視
9. 責任転化
10. 意思薄弱
11. 多言無用
12. 千紫晩紅
13. 思想堅固
14. 出所進退
15. 首尾一巻
16. 辛抱遠慮

ヒント
⑩強い気持ちが欠けています。⑫色とりどりに花々が咲く光景。

答えは次ページ

答え

❶ 一心同体《いっしんどうたい》

2人以上の複数の人が、心を一つにして行動すること。類義語に「異体同心《いたいどうしん》」など。

❷ 一件落着《いっけんらくちゃく》

物事や課題が解決すること。「一件」は一つの事件、「落着」は収まりがつくこと。

❸ 心機一転《しんきいってん》

何かをきっかけに、新たな気持ちで取り組むこと。気持ちを切り替え、仕切り直すこと。

❹ 絶体絶命《ぜったいぜつめい》

逃れられない苦境に直面すること。「絶」は窮《きわ》まるの意味で、体も命も窮まること。

❺ 単刀直入《たんとうちょくにゅう》

前置きなしに、いきなり本題に入ること。一人で刀を持って敵に切り込むことから。

❻ 玉石混交《ぎょくせきこんこう》（玉石混淆《ぎょくせきこんこう》）

価値あるものとそうでないものが入り交じること。宝玉と石が混じり合うことから。

❼ 快刀乱麻《かいとうらんま》

こじれた物事を見事に処理すること。もつれた麻糸を鋭利な刃物で断ち切ることから。

❽ 衆人環視《しゅうじんかんし》

大勢が周囲を取り囲むように見つめていること。「環視」は、輪になって見ること。

❾ 責任転嫁《せきにんてんか》

自分が引き受けるべき責務を、他人になすりつけること。失敗を他人のせいにすること。

❿ 意志薄弱《いしはくじゃく》

何かをやり遂げる気持ちや判断力が弱いさま。人の意見に左右されやすいさま。

⓫ 他言無用《たごんむよう》

内輪の話などを他人に漏らしてはいけないということ。口外しないよう厳命する表現。

⓬ 千紫万紅《せんしばんこう》

色とりどりの花が咲き乱れているさま。「千」「万」は、数の多いことを示します。

⓭ 志操堅固《しそうけんご》

志や主張などを堅く守り、変えないさま。「志操」は、考えなどを守って変えない意志。

⓮ 出処進退《しゅっしょしんたい》

役職や地位などにとどまるのか辞職するのか、態度をはっきりすること。身の振り方。

⓯ 首尾一貫《しゅびいっかん》

方針や態度などが、始めから終わりまで変わらず貫いていること。矛盾がないこと。

⓰ 深謀遠慮《しんぼうえんりょ》

先々まで深く考えをめぐらし、周到に計画を立てて準備すること。その計画のこと。

四字熟語間違い探し ③

▼色文字の四字熟語の中に間違いがあるので、直してください。

❶ 趣味と実益を兼ねた一石一鳥の仕事

❷ 補償期間が過ぎ、有償での修理になった

❸ 九州では台風一家の青空が広がっている

❹ 一触触発の緊迫ムードが漂う

❺ 一致半解な知識では誤った判断を招くよ

❻ 敵の隙を突くのが勝利の上等手段だ

❼ 今年こそは勝ち進み汚名挽回したいね

❽ 計画を実行するのは時期早尚だろう

ヒント

❼以前の悪い評判を払拭したいと思っているので……。

答えは次ページ

答え

❶ 一石二鳥《いっせきにちょう》

一つの行為により二つの利益を得ることのたとえ。一つの石を投げて二羽の鳥をしとめることに由来します。「一朝一夕《いっちょういっせき》」と混同しがちなので、注意しましょう。

❷ 保証期間《ほしょうきかん》

お客が購入した商品の機能について、製造元が保証を負う期間。期間内なら通常、無償修理などのサポートが受けられます。「保証」は、大丈夫だと請け合うこと。

❸ 台風一過《たいふういっか》

台風が通り過ぎた後の、晴れ渡った天気のこと。転じて、騒動やもめ事が収まり、穏やかになって安堵感が広がること。「一過」は、さっと通り過ぎるという意味。

❹ 一触即発《いっしょくそくはつ》

きわめて緊迫した危険な状況。ちょっと触れただけでも、たちまち爆発しそうな状態という意味。「一触触発」「一触速発」という書き間違いが多く見られます。

❺ 一知半解《いっちはんかい》

一応知っているだけで、十分に理解していないこと。生半可な知識や理解だけの、半可通。一つの事柄を知っていても、その半分しか理解していないという意味。

❻ 常套手段《じょうとうしゅだん》

問題の解決や対処のために、いつも決まって用いられる方法や手段。工夫のない月並みな手段を指すこともあります。「常套」は、ありきたりのやり方。

❼ 汚名返上《おめいへんじょう》（名誉挽回《めいよばんかい》）

「汚名返上」は、新たな成果を挙げて悪評を取り除くこと。「名誉挽回」は、一度失った信用をその後の成果で取り戻すこと。「汚名挽回」だと、悪評を取り戻すことに。

❽ 時期尚早《じきしょうそう》

何かを実行するには、まだ時が早過ぎること。「尚早」は訓読すると「尚、早し」。「しょうそう」ではなく「そうしょう」と勘違いしている人が多いようです。

誤用しやすい四字熟語

▼次の四字熟語について、本来の意味として適切なものを選んでください。

❶ 小春日和

A 春先のうららかな天気

B 初冬の穏やかな天気

❷ 三三五五

A 酒を酌み交わす儀式

B 小人数が散在するさま

❸ 手前味噌

A 自慢すること

B 簡単に済ませること

❹ 閑話休題

A 本題に戻ること

B 本題からそれること

❺ 海千山千

A 経験豊富で老獪《ろうかい》な人

B 経験豊富で立派な人

❻ 慇懃無礼

A 丁寧すぎてかえって無礼

B 配慮が足らなくて無礼

❼ 換骨奪胎

A 他者の作品を模倣

B 他者の作品を元に創造

❽ 忙中有閑

A 忙しくてものんびり

B 忙しい中でも暇がある

❾ 面目躍如

A 期待通りの活躍

B 思いがけない活躍

ヒント

❺「老獪（ろうかい）」は、経験を積んでいてずる賢いこと。

答えは次ページ

答え

❶ 小春日和《こはるびより》―B

冬の初めの時期の、春のように暖かい天気のこと。「小春」は陰暦10月の別称。現在の暦だと11月から12月上旬に相当し、本来は秋から冬の気候を指します。

❷ 三三五五《さんさんごご》―B

あそこで3人、向こうで5人と、人が行き交ったり集まったりするさま。または、あちこちに点在するさま。婚礼で酒を酌み交わす「三三九度《さんさんくど》」と混同しないように。

❸ 手前味噌《てまえみそ》―A

自分で自分のことをほめること。自家製の味噌を自慢し合ったことに由来します。「手前味噌ですが」と前置きすれば、控えめなニュアンスで物事をアピールできます。

❹ 閑話休題《かんわきゅうだい》―A

本筋からそれた無駄話をやめること。「それはさておき」という意味で、話を元に戻すときに用いられます。雑談そのものを指すと勘違いしている人も多いようです。

❺ 海千山千《うみせんやません》―A

長い年月の間にさまざまな経験を積んで、世の中の表も裏も知り尽くした悪賢い人のこと。海に千年、山に千年棲《す》んだ蛇は、竜になるという言い伝えに由来します。

❻ 慇懃無礼《いんぎんぶれい》―A

言葉や態度が丁寧すぎて、かえって無礼であること。丁寧すぎるとかえって嫌味が感じられ、失礼になること。または、うわべだけは丁寧に見えるが、実は尊大で無礼であること。

❼ 換骨奪胎《かんこつだったい》―B

先人の作品から着想や形式を借用し、自分なりの創意を加えて作品を作ること。古くから認められた創作方法ですが、近年は〝二番煎じ〟として悪いイメージで使われることも。

❽ 忙中有閑《ぼうちゅうゆうかん》―B

どんなに多忙でも、一息つく場面はあるということ。出典は、安岡正篤《やすおかまさひろ》の座右の銘『六中観《りくちゅうかん》』で、「忙中有閑、苦中有楽、死中有活、壺中有天、意中有人、腹中有書」とあります。

❾ 面目躍如《めんもくやくじょ》―A

世間からの評判にふさわしい大活躍をすること。または、世間に認められて生き生きとしているさま。「面目」は、名誉や体面のことで、「めんぼく」とも読みます。

第3章

知っていたら自慢できる
チャレンジ四字熟語

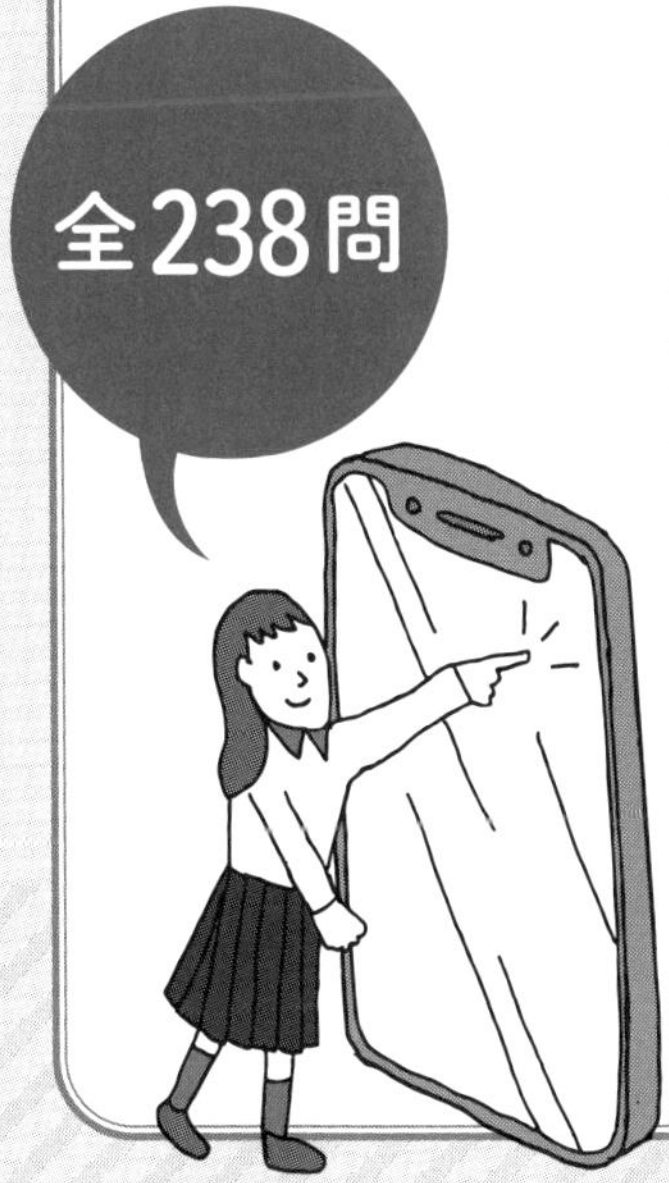

第3章

読めそうで読めない難読語を中心に、難問を集めました。外国地名や仏教語、カタカナ語の言い換えなどひねりの効いた問題もあるので、脳みそをフルに回転させて取り組んでください。わからない言葉があったらこれを機会に覚えて、日を置いてから再度チャレンジしてみましょう。

【実力レベル診断】

全238問のうち、どのくらい正解したのか採点してみましょう。

170問以上正解 ：博士レベル
120問以上正解 ：秀才レベル
70問以上正解 ：一般レベル

第3章の四字熟語

射石飲羽《しゃせきいんう》

【意味】

精神を集中して対処すれば、どんなに困難な目標でも成し遂げることができるということ。

母を虎に食い殺された楚《そ》の熊渠子《ゆうきょし》。ある夜、暗がりの中で仇《かたき》である虎を見つけ、矢を放ちました。ところが近づいて確認すると、虎に見えたものは実は岩で、しかも矢が矢羽部分にまで岩に深く突き刺さっていたのです。困難な課題でも全力を尽くせば、思いがけない成功につながるでしょう。

外国の国名・地名の四字熟語

▼漢字の読みを答えてください。

① 亜米利加

② 伯剌西爾

③ 新西蘭土

④ 哥倫比亜

⑤ 濠太剌利

⑥ 土弥尼加

⑦ 巴基斯坦

⑧ 亜爾然丁

⑨ 委内瑞拉

⑩ 羅馬尼亜

⑪ 巴勒斯旦

⑫ 蘇門答剌

⑬ 浦塩斯徳

⑭ 哥木哈牙

⑮ 夫羅凌斯

⑯ 耶路撒冷

ヒント
①～⑩は国名、⑪～⑯は地名。

答えは次ページ

答え

❶アメリカ
北米大陸の連邦共和国。世界経済の約25%を占める世界を動かす超大国。

❷ブラジル
南米大陸最大の面積を有する国。巨大な日系人社会を有し、リオのカーニバルも有名。

❸ニュージーランド
南太平洋に浮かぶ島国。農業、酪農、畜産が盛んで、バターや羊毛の生産は世界有数。

❹コロンビア
南米大陸の北西端に位置する国。主産業のコーヒー栽培は、ユネスコの世界遺産に登録。

❺オーストラリア
オーストラリア大陸と周辺の島々からなる連邦国家。コアラなどの珍しい動物の宝庫。

❻ドミニカ
カリブ海と大西洋に囲まれた島国。軽快なリズムが特徴の「メレンゲ」の発祥地。

❼パキスタン
南アジア、インダス川流域の大半を占める国。国民の大多数がイスラム教徒。

❽アルゼンチン
南米大陸南東部の国。東は大西洋、西はアンデス山脈に面し、タンゴとサッカーが有名。

❾ベネズエラ
南米大陸の北端に位置する国。世界有数の石油産出国で、経済は石油に依存しています。

❿ルーマニア
バルカン半島北東部にあるヨーロッパの国。黒海に臨み、南部にはドナウ川が流れます。

⓫パレスチナ
西アジアの地中海東岸の地域。現在のイスラエルとパレスチナ国の領域を指します。

⓬スマトラ
インドネシア西部、大スンダ列島の西端に位置する島。世界第6位の巨大な島。

⓭ウラジオストク
ロシア連邦の南東部にある都市。日本海に面し、シベリア鉄道の終点としてもおなじみ。

⓮コペンハーゲン
デンマークの首都。童話の世界を思わせる街並みから〝北欧のパリ〟とも称されます。

⓯フィレンツェ
イタリア中部の都市。ローマ帝国時代からの歴史的建築物が残る古都として人気。

⓰エルサレム
パレスチナの都市。ユダヤ教、キリスト教、イスラム教の聖地があることで有名。

仏教に由来する四字熟語

▼漢字の読みを答えてください。

❶ 輪廻転生

❷ 悪人正機

❸ 六根清浄

❹ 色即是空

❺ 厭離穢土

❻ 寂滅為楽

❼ 只管打坐

❽ 安心立命

❾ 破邪顕正

❿ 三界火宅

⓫ 衆生済度

⓬ 精進潔斎

⓭ 牛頭馬頭

⓮ 不立文字

⓯ 如是我聞

⓰ 夢幻泡影

ヒント

⓭ 地獄にいるとされる悪鬼の一種。

答えは次ページ

答え

❶ りんねてんしょう（りんねてんせい）

車輪がぐるぐる回転するように、人が何度も生死を繰り返して生まれ変わること。

❷ あくにんしょうき

煩悩《ぼんのう》にとらわれた悪人こそ、仏の教えを聞いて悟りを得る能力を備えているとする考え。

❸ ろっこんしょうじょう

六根（目・耳・鼻・舌・身・意）から生じる迷いを断ち切り、心身が清らかになること。

❹ しきそくぜくう

この世にあるすべての形あるものは、その本質において実態のない空《くう》であるということ。

❺ おんりえど（えんりえど）

この世が煩悩で穢《けが》れているとして、嫌い離れること。「穢土」は、穢れているこの世。

❻ じゃくめついらく

煩悩を脱して悟りの境地に入ることではじめて、真の安楽を得られるということ。

❼ しかんたざ

雑念をすべて捨て、ただひたすら座禅を組んで修行すること。「只管」は、ひたすら。

❽ あんしんりつめい（あんじんりゅうめい・あんじんりゅうみょう）

心安らかにして身を天命にまかせ、何事にも動じないこと。

❾ はじゃけんしょう（はじゃけんせい）

仏の教えに背く邪説や誤った考えを打破し、正しい考えや正義を明らかにすること。

❿ さんがいかたく

迷いと苦しみに満ちたこの世界を、火がついて燃えさかる家にたとえた語。

⓫ しゅじょうさいど

仏道の力により、この世で悩んでいるすべての者を救済し、悟りの世界へ導くこと。

⓬ しょうじんけっさい

酒や肉食を断ち、穢れを避けて心身を清らかにし、修行に専念すること。

⓭ ごずめず

地獄に堕ちた罪人を責め苛む獄卒《ごくそつ》。人間のような体で、牛や馬の頭を持つ鬼。

⓮ ふりゅうもんじ

悟りは文字で教えるものではなく、修行を積み、心から心へと伝わるものだということ。

⓯ にょぜがもん

仏典の冒頭に置かれる語。「このように私は（釈迦から）聞きました」という意味。

⓰ むげんほうよう

人生や世の中のはかないことのたとえ。夢、幻、泡、影がいずれもはかないことから。

カタカナ語四字熟語 ①

▼空欄に当てはまる漢字を入れ、カタカナ語を漢字で言い換えてください。

❶ アリバイ
↓
不在□明

❷ コンプライアンス
↓
□令遵守

❸ プライオリティ
↓
優□順位

❹ イノベーション
↓
技術□新

❺ キャパシティ
↓
□容能力

❻ インターバル
↓
□憩時間

❼ シナジー
↓
相□効果

❽ ウォーミングアップ
↓
準□運動

❾ シンメトリー
↓
左右対□

❿ トラウマ
↓
心的外□

⓫ バーチャルリアリティ
↓
仮想□実

⓬ ボディランゲージ
↓
身体□語

ヒント

❷不正行為を認めません。❿ショックを受けたことが引き金に。

答えは次ページ

答え

❶ 不《ふ》在《ざい》証《しょう》明《めい》

犯罪が行われた時点において、被疑者または被告人がその現場にいなかったことを明らかにすること。

❷ 法《ほう》令《れい》遵《じゅん》守《しゅ》

企業や組織が法令や規則（社会規範や倫理を含むことも）に従って、公正・公平に業務を遂行すること。

❸ 優《ゆう》先《せん》順《じゅん》位《い》

目的や仕事などが複数あるときに、重要性や緊急性に基づいて順序付けすること。

❹ 技《ぎ》術《じゅつ》革《かく》新《しん》

科学や技術が、短い期間に急速に進歩すること。進歩がもたらす画期的な新局面を指します。

❺ 収《しゅう》容《よう》能《のう》力《りょく》

受け入れることのできる分量や物事の限度。または、物事を受け入れる能力の度合い。

❻ 休《きゅう》憩《けい》時《じ》間《かん》

疲労軽減や生産性向上などのために、仕事や活動の合間に入れるリフレッシュの時間。

❼ 相《そう》乗《じょう》効《こう》果《か》

二つ以上の要因が組み合わさることで、個々の要因以上の結果を生じさせること。

❽ 準《じゅん》備《び》運《うん》動《どう》

体をならすことや運動によるケガの防止を目的に、本格的な運動の前に行う軽い運動。

❾ 左《さ》右《ゆう》対《たい》称《しょう》

図形や物体について、中心軸を境に左半分と右半分が鏡像のように同じ形であること。

❿ 心《しん》的《てき》外《がい》傷《しょう》

恐怖やショック、異常経験などで精神に受けた傷。精神障害を引き起こす原因にもなります。

⓫ 仮《か》想《そう》現《げん》実《じつ》

コンピューターによって作り出された人工的な環境を、現実のように体験させる技術。

⓬ 身《しん》体《たい》言《げん》語《ご》

音声や文字などの言語によらず、目線や表情、身振りなどで相手に意思や感情を伝えること。

カタカナ語四字熟語 ②

▼空欄に当てはまる漢字を入れ、カタカナ語を漢字で言い換えてください。

❶アクセス
↓
交□手段

❷インフラ
↓
社□基盤

❸マーケティング
↓
□場戦略

❹アーカイブ
↓
保存□録

❺イニシエーション
↓
通□儀礼

❻エープリルフール
↓
□月馬鹿

❼アカウンタビリティ
↓
説明□任

❽ソリューション
↓
問題□決

❾マニフェスト
↓
政権□約

❿ヘイトスピーチ
↓
憎□表現

⓫パンデミック
↓
感染□発

⓬アイバンク
↓
角膜□行

ヒント
❿差別的な言動で、人々を不快にさせたり不安にさせたりします。

答えは次ページ

❶ 交通手段《こうつうしゅだん》

目的の場所へ移動するための乗り物。電車、バス、自動車、自転車、徒歩など。

❷ 社会基盤《しゃかいきばん》

産業や生活の基盤を形成する施設の総称。道路、港湾、鉄道、通信施設、公園、ガス、水道など。

❸ 市場戦略《しじょうせんりゃく》

顧客のニーズをとらえ、それに応じた価値ある商品を作るための企業活動の総称。

❹ 保存記録《ほぞんきろく》

文書やデータなどの資料を収集し、保存したもの。または、その保管施設のこと。

❺ 通過儀礼《つうかぎれい》

人の一生における重要な節目で行われる儀礼。七五三、成人式、結婚式、還暦など。

❻ 四月馬鹿《しがつばか》

うそをついて人をかついでもよいという4月1日の風習。虚偽のニュース記事が掲載されることも。

❼ 説明責任《せつめいせきにん》

社会的影響力の大きい企業や政府などが、その関係者たちに情報を開示する責任のこと。

❽ 問題解決《もんだいかいけつ》

ビジネス用語において、業務上の問題や課題を解決するための方法やそのシステム全般を指します。

❾ 政権公約《せいけんこうやく》

選挙にあたり、政党や候補者が実現を目指す政策を具体的な数値などとともに示した文書。

❿ 憎悪表現《ぞうおひょうげん》

特定の民族や国籍、性的指向の人々への差別をあおるような排他主義的な言動。

⓫ 感染爆発《かんせんばくはつ》

感染症や伝染病が世界的規模で同時に蔓延《まんえん》し、制御不能なほど大流行している状態。

⓬ 角膜銀行《かくまくぎんこう》

角膜提供者の登録を受け、その死後に眼球を摘出・保存し、移植のために供給する機関。

日本の歴史にまつわる四字熟語

▼漢字の読みを答えてください。

❶ 天孫降臨

❷ 邪馬台国

❸ 和同開珎

❹ 蒙古襲来

❺ 一向一揆

❻ 元和偃武

❼ 御目見得

❽ 外様大名

❾ 参勤交代

❿ 尊王攘夷

⓫ 松下村塾

⓬ 廃藩置県

⓭ 廃仏毀釈

⓮ 脱亜入欧

⓯ 殖産興業

⓰ 治外法権

ヒント

❼ 将軍にお目通りすること。 ⓫ 明治維新で活躍した偉人を数多く生み出しました。

答えは次ページ

答え

❶てんそんこうりん
日本神話の中で、国土平定のために瓊瓊杵尊《ににぎのみこと》という神が地上に初めて降り立ったこと。

❷やまたいこく（やばたいこく）
3世紀ごろの日本にあった国。女王・卑弥呼《ひみこ》が統治し、約30の小国を従えていました。

❸わどうかいちん（わどうかいほう）
708（和銅元）年に発行された奈良時代の銭貨。畿内（京都）を中心に流通しました。

❹もうこしゅうらい
鎌倉時代中期、元（蒙古）が2度にわたり日本に侵略した事件。「元寇《げんこう》」とも呼びます。

❺いっこういっき
室町・戦国時代に近畿、北陸、東海地方で起きた一向宗（浄土真宗）の門徒による一揆。

❻げんなえんぶ
1615（元和元）年の豊臣氏滅亡により、戦国争乱が終結して平和になったこと。

❼おめみえ
江戸時代、大名・旗本などの武士が将軍に謁見《えっけん》すること。または、それが許される身分。

❽とざまだいみょう
江戸幕府で、親藩、譜代以外の大名。主に関ヶ原の戦い以降に徳川氏に臣従した大名。

❾さんきんこうたい
大名統制のため、江戸幕府が諸大名を原則1年交替で江戸と国元に住まわせた制度。

❿そんのうじょうい
江戸時代末期に隆盛した思想。天皇を尊ぶ尊王と外国を追い払う攘夷が結びついたもの。

⓫しょうかそんじゅく
江戸時代末期、吉田松陰《よしだしょういん》が主宰した私塾。高杉晋作《たかすぎしんさく》、伊藤《いとう》博文《ひろぶみ》らが学びました。

⓬はいはんちけん
1871（明治4）年、明治政府が江戸幕府以来の藩を廃止して府県に統一した政策。

⓭はいぶつきしゃく
仏教を排斥しようとする運動。明治政府の神道国教化政策に基づき行われました。

⓮だつあにゅうおう
明治維新以降、アジアを脱し、ヨーロッパ列強の仲間入りになることを目指した思想。

⓯しょくさんこうぎょう
明治政府が掲げた産業政策のスローガンの一つ。生産を増やし、産業を興すという意味。

⓰ちがいほうけん
外国人が所在国の法律の適用を受けない特権。幕末の不平等条約で認められていました。

時事用語・流行語の四字熟語

▼ヒントを参考に、空欄に当てはまる漢字を入れてください。

① 金の卵たちが一斉に
集団□職

② 反政府、反米運動
安□闘争

③ 定年まで働き続ける
□身雇用

④ 米の生産量を調整
減□政策

⑤ 自由な市場競争へ
規□緩和

⑥ お金目的でお付き合い
援□交際

⑦ 大口顧客への優遇
損失□填

⑧ 反対意見を唱える敵
抵□勢力

⑨ 物語の舞台に訪れる
□地巡礼

⑩ 恋愛に興味なし
□食男子

⑪ 少子高齢化の影響で
限界集□

⑫ 食料品などに適用
軽減□率

⑬ 過激発言を繰り返す
□上商法

⑭ 憶測だけで大被害
風□被害

⑮ コロナ禍で出現
□粛警察

⑯ 暗号資産とも呼ばれる
仮□通貨

ヒント
⑮他都道府県ナンバーの自動車に嫌がらせを行うといった過激な言動が問題に。

答えは次ページ

❶ 集《しゅう》団《だん》就《しゅう》職《しょく》

高度経済成長期に、地方の中学・高校の卒業生が都会の会社などに集団で就職すること。

❷ 安《あん》保《ぽ》闘《とう》争《そう》

日米安全保障条約の改定に反対する一連の闘争。1960（昭和35）年に最高潮に。

❸ 終《しゅう》身《しん》雇《こ》用《よう》

日本独特の雇用慣行。企業に採用された労働者を、定年まで雇用し続けること。

❹ 減《げん》反《たん》政《せい》策《さく》

米の生産を抑制する農業政策。1971（昭和46）年から本格導入されました。

❺ 規《き》制《せい》緩《かん》和《わ》

経済の活性化を目的に、民間の産業や事業に対する政府の規制を緩和すること。

❻ 援《えん》助《じょ》交《こう》際《さい》

女子中高生が男性とデートや性行為などを行う売春のこと。金銭の援助を伴う交際。

❼ 損《そん》失《しつ》補《ほ》塡《てん》

証券や債券の売買で損をした大口の顧客に対し、証券会社がその穴埋めをすること。

❽ 抵《てい》抗《こう》勢《せい》力《りょく》

小泉純一郎首相（当時）の構造改革に反対する勢力を、首相自らが形容した言葉。

❾ 聖《せい》地《ち》巡《じゅん》礼《れい》

ドラマや映画、アニメなどの舞台になった場所を「聖地」と称し、観光して回ること。

❿ 草《そう》食《しょく》男《だん》子《し》

恋愛や異性に関心の薄い男性。肉欲を求めない態度を、草食動物になぞらえた言葉。

⓫ 限《げん》界《かい》集《しゅう》落《らく》

65歳以上の人口の割合が半数以上を占め、共同生活の維持が限界となりつつある集落。

⓬ 軽《けい》減《げん》税《ぜい》率《りつ》

消費税の10%引き上げに際し、生活必需品とされる特定品目を8%に据え置いた制度。

⓭ 炎《えん》上《じょう》商《しょう》法《ほう》

あえて批判されそうな過激発言を繰り返し、注目度や話題を高めるマーケティング手法。

⓮ 風《ふう》評《ひょう》被《ひ》害《がい》

根拠のない噂やデマなどにより、本来関係のない人や企業が経済的被害を被ること。

⓯ 自《じ》粛《しゅく》警《けい》察《さつ》

感染症の流行時などに、自粛要請に応じない人へ私的な取り締まりや攻撃を行う人。

⓰ 仮《か》想《そう》通《つう》貨《か》

インターネットを通じ、現金と同じようにモノやサービスの対価として使用できる資産。

名作タイトルの四字熟語

▼次の文学作品のタイトルについて、漢字の読みを答えてください。

①夏目《なつめ》漱石《そうせき》
彼岸過迄

⑤芥川《あくたがわ》龍《りゅう》之《の》介《すけ》
戯作三昧

⑨太宰《だざい》治《おさむ》
富嶽百景

⑬谷崎《たにざき》潤一郎《じゅんいちろう》
陰翳礼讃

②尾崎《おざき》紅葉《こうよう》
金色夜叉

⑥正岡《まさおか》子規《しき》
病牀六尺

⑩仮名垣《かながき》魯文《ろぶん》
安愚楽鍋

⑭深沢《ふかざわ》七郎《しちろう》
楢山節考

③織田《おだ》作《さく》之《の》助《すけ》
夫婦善哉

⑦志賀《しが》直哉《なおや》
暗夜行路

⑪中里《なかざと》介山《かいざん》
大菩薩峠

⑮水上《みずかみ》勉《つとむ》
飢餓海峡

④森《もり》鷗外《おうがい》
山椒大夫

⑧田山《たやま》花袋《かたい》
田舎教師

⑫永井《ながい》荷風《かふう》
濹東綺譚

⑯大庭《おおば》みな子《こ》
寂兮寥兮

ヒント
②貫一・お宮の恋愛の破綻が涙を誘いました。⑨富士には月見草がよく似合う。

答えは次ページ

答え

❶ ひがんすぎまで

自意識が強く行動に移せない男と、天真爛漫な女との恋愛問題を描いた小説。

❷ こんじきやしゃ

金に目がくらんだ許嫁《いいなずけ》に対し、高利貸しになって復讐しようとする男を描いた小説。未完。

❸ めおとぜんざい

大正・昭和の大阪を舞台に、甲斐性のない男とそれを支える女の日常を描いた小説。

❹ さんしょうだゆう

人買いにさらわれて丹後の山椒大夫に売られた安寿《あんじゅ》・厨子《ずし》王《おう》の姉弟の悲運を描いた小説。

❺ げさくざんまい

江戸時代の戯作者・滝沢馬琴《たきざわばきん》を主人公とし、作者自身の芸術観を投影した歴史小説。

❻ びょうしょうろくしゃく

作者自身の闘病生活や時勢などについて、死の2日前まで書き続けた随筆集。

❼ あんやこうろ

自己の出生の秘密や妻の不倫に苦しむ男が、心の調和を見いだす過程を描いた長編小説。

❽ いなかきょうし

貧しさゆえに田舎の小学校教師を勤める文学青年の、はかない人生を描いた小説。

❾ ふがくひゃっけい

太宰が富士山を望む御坂峠《みさかとうげ》の天下茶屋で過ごしたときの逸話をもとにした小説・随筆。

❿ あぐらなべ

明治維新で流行した牛鍋店を舞台に、店に出入りする庶民を風刺的に描いた小説。

⓫ だいぼさつとうげ

幕末、虚無にとりつかれた剣士が人を斬りつつ諸国を旅する人生を描いた時代小説。

⓬ ぼくとうきだん

私娼街・玉の井を舞台に、薄幸の娼婦と荷風本人と思われる小説家の関係を描いた小説。

⓭ いんえいらいさん

日本的美意識の本質は陰翳にあるとして、日常のさまざまな風景を考察した評論作品。

⓮ ならやまぶしこう

各地に伝わる姨捨《おばすて》伝説を題材に、貧しい村の掟に従う息子とその母の悲劇を描いた小説。

⓯ きがかいきょう

海難事故「洞爺丸《とうやまる》事故」を背景に、貧困にあえぐ戦後庶民のリアルを描いた推理小説。

⓰ かたちもなく

人間の生と性の不可解さを実験的手法で描いた小説。タイトルは、老子の言葉から。

食材・料理の四字熟語

▼漢字の読みを答えてください。

1 縮緬雑魚

2 烏賊素麺

3 皿鉢料理

4 成吉思汗

5 杏仁豆腐

6 金平牛蒡

7 温州蜜柑

8 御御御付

9 球磨焼酎

10 更科蕎麦

11 人造牛酪

12 加須底羅

13 卓袱饂飩

14 芽花椰菜

15 猪口齢糖

16 青椒肉絲

ヒント
4モンゴル帝国の創始者の名前を指すこともあります。ここでは料理名でお答えください。

答えは次ページ

答え

❶ ちりめんじゃこ（ちりめんざこ）
カタクチイワシなどのイワシ類の稚魚を食塩水でゆで上げ、乾燥させたもの。

❷ いかそうめん
麺状に細く切ったイカの刺身。そうめんのように、醤油やつゆをつけて食べる料理。

❸ さわちりょうり
高知県の郷土料理。大皿や大鉢に数種の料理を盛り合わせて提供される宴会料理。

❹ ジンギスカン
北海道の郷土料理。羊肉の焼き肉のことで、専用の鉄鍋を用いて肉を焼くのが特徴。

❺ あんにんどうふ（きょうにんどうふ）
中国料理のデザートの一つ。※杏仁《きょうにん》をすりつぶして寒天で固め、シロップをかけたもの。

❻ きんぴらごぼう
ごぼうを細長く刻み、ごま油で炒めたもの。白いご飯に合う和風のおかずの定番。

❼ うんしゅうみかん
日本のみかんの代表種。中国のみかんの名産地だった温州にあやかって命名されました。

❽ おみおつけ
味噌汁を丁寧に表現した語。「お味噌のお付け（付け合わせの汁物）」が語源とされます。

❾ くまじょうちゅう（くましょうちゅう）
熊本県南部の人吉・球磨地方特産の焼酎。米を原料とし、すっきりとした味わいが特徴。

❿ さらしなそば
更科粉で打ったそば。高級なそばの代名詞で、麺の色が白く、上品な香りが楽しめます。

⓫ マーガリン
天然バターの代用品として発明された人造バター。「牛酪」は、バター。

⓬ カステラ
小麦粉、鶏卵、砂糖などを混ぜて焼いた菓子。室町時代にポルトガル人が伝えました。

⓭ しっぽくうどん
香川県の郷土料理。野菜や油揚げなどをだし汁で煮込み、ゆでたうどんにかけたもの。

⓮ ブロッコリー
緑黄色野菜の一つで、キャベツの変種。ゆであげてサラダや和え物などで供されます。

⓯ チョコレート
カカオ豆を原料にした菓子。「貯古齢糖」「血汚齢糖」「査古律」などの表記もあります。

⓰ チンジャオロースー
中国料理の一つ。ピーマンや豚肉の細切りを炒め、オイスターソースで仕上げたもの。

※「杏仁」は、アンズの種の中にある白い実。漢方薬にも用いられます。

動物・植物の四字熟語

▼漢字の読みを答えてください。

❶ 大山椒魚

❷ 女郎蜘蛛

❸ 殿様蝗虫

❹ 閻魔蟋蟀

❺ 行灯水母

❻ 西表山猫

❼ 甚兵衛鮫

❽ 襟巻蜥蜴

❾ 御玉杓子

❿ 八角金盤

⓫ 日光黄菅

⓬ 鉄砲百合

⓭ 御辞儀草

⓮ 曼珠沙華

⓯ 花金鳳花

⓰ 木五倍子

ヒント

❺日本近海では6～8月に発生し、人を刺すことも。❿葉っぱの形を示しています。

答えは次ページ

答え

❶おおさんしょううお
体長1・3mにもおよぶ世界最大の両生類。日本固有の生物で、特別天然記念物に指定。

❷じょろうぐも
カラフルな縞模様が目を引くクモの一種。華やかな女性になぞらえて命名されたとも。

❸とのさまばった
日本では最大とされるバッタで、体長は5〜7㎝。その迫力ある姿から命名されたとも。

❹えんまこおろぎ
日本では最大のコオロギで、体長は約2・5㎝。閻魔大王を思わせる顔にちなんで命名。

❺あんどんくらげ
直径約3㎝の立方体の傘を持つクラゲ。行灯を思わせるその姿から命名。

❻いりおもてやまねこ
沖縄県の西表《いりおもて》島にのみ生息する固有種。特別天然記念物で、絶滅が危惧されています。

❼じんべえざめ（じんべいざめ）
体長10〜20mの世界最大の魚類。背面の体の模様が甚兵衛羽織を思わせることから命名。

❽えりまきとかげ
首に大きなひだ飾りを持つトカゲの一種。かつてテレビCMに登場し、一大ブームに。

❾おたまじゃくし
カエルの幼生。卵から孵化《ふか》して成体になるまでの時期を指し、丸い体から尾が延びます。

❿やつで（はっかくきんばん）
庭木としておなじみの常緑低木。葉に切れ込みが8筋ほど入り、手のひら状になります。

⓫にっこうきすげ
ススキノキ科の多年草。栃木県の日光などに群生地があり、橙黄《とうこう》色の花を咲かせます。

⓬てっぽうゆり
ユリ科の多年草。細長い筒状の花を咲かせ、それが鉄砲を思わせることから命名。

⓭おじぎそう
マメ科の多年草。何かが触れると葉を閉じ、やがてお辞儀をするように垂れ下がります。

⓮まんじゅしゃげ
秋の彼岸の時期に咲くヒガンバナの別名。仏教の伝説では天の花とされています。

⓯はなきんぽうげ
キンポウゲ科の多年草で、別名はラナンキュラス。幾重にも重なった花弁が特徴。

⓰きぶし
キブシ科の落葉低木。早春、花穂が簾のように垂れ下がることから、藤に見立てて命名。

日本の文化・伝承・工芸の四字熟語

▼漢字の読みを答えてください。

❶ 盂蘭盆会

❷ 白馬節会

❸ 花魁道中

❹ 有職故実

❺ 衣冠束帯

❻ 二人羽織

❼ 永代供養

❽ 盟神探湯

❾ 押競饅頭

❿ 日本武尊

⓫ 八岐大蛇

⓬ 天照大神

⓭ 小千谷縮

⓮ 久留米絣

⓯ 絹本著色

⓰ 数寄屋造

ヒント

❶ご先祖様を供養します。⓫頭と尾が八つずつある怪物。

答えは次ページ

答え

❶ うらぼんえ

お盆の正式名称。7月（地域によっては8月）15日前後に、祖先の供養を行う仏事。

❷ あおうまのせちえ

1月7日、天皇が邪気を祓うとされる白馬を観覧し、宴を開く宮中の年中行事。

❸ おいらんどうちゅう

江戸時代、位の高い遊女がなじみ客を迎えるため、美しく着飾って遊郭を練り歩くこと。

❹ ゆうそくこじつ

朝廷や公家の儀式、法令、服装などに関する先例、典拠。または、それを研究する学問。

❺ いかんそくたい

天皇や公家の正装。「束帯」は朝廷行事で着用する正装で、「衣冠」はその略装。

❻ ににんばおり

一つの羽織を2人ではおり、手と頭を別々の人間が演じる芸。宴会の余興でおなじみ。

❼ えいたいくよう

墓参りができない遺族や子孫に代わり、霊園や寺院が遺骨を末長く管理・供養すること。

❽ くかたち（くがたち・くかだち）

古代日本における真偽判定法。熱湯に手を入れ、火傷の有無で正邪を判定しました。

❾ おしくらまんじゅう

「押競饅頭、押されて泣くな」と歌い、複数人で背中や尻を押し合う子どもの遊び。

❿ やまとたけるのみこと

日本神話に登場する伝説的英雄。九州の熊襲《くまそ》、東国の蝦夷《えみし》を討伐したとされます。

⓫ やまたのおろち

日本神話に登場する大蛇。頭と尾が八つずつあり、出雲国に棲んでいたとされます。

⓬ あまてらすおおみかみ

日本神話で最高神とされる太陽神。皇室の祖神として、伊勢神宮内宮《ないくう》に祀られています。

⓭ おぢやちぢみ

新潟県小千谷市周辺で生産される麻織物。シボと呼ばれる独特のしわが特徴。

⓮ くるめがすり（くるめかすり）

福岡県久留米市周辺で生産される絣（かすれたような文様を配した織物）。日本三大絣の一つ。

⓯ けんぽんちゃくしょく

絹地に色を塗って描いた絵画。仏画や山水画など東洋の絵画に見られます。「絹本着色」とも。

⓰ すきやづくり

茶室建築の手法を取り入れた住宅様式。わび・さびを基調とした柱や土壁などが特徴。

読めそうで読めない難読語 ①

▼漢字の読みを答えてください。

① 地下足袋

② 毀誉褒貶

③ 恐悦至極

④ 乱痴気騒

⑤ 其処彼処

⑥ 有耶無耶

⑦ 依怙贔屓

⑧ 我武者羅

⑨ 人身御供

⑩ 尻切蜻蛉

⑪ 珍味佳肴

⑫ 金襴緞子

⑬ 微酔機嫌

⑭ 骨粗鬆症

⑮ 再従兄弟

⑯ 懊悩煩悶

ヒント

⑨いけにえ。⑩中途半端。⑬お酒に酔っていい気分。

答えは次ページ

答え

❶じかたび
足の裏にゴム底などを入れて丈夫にした作業用の足袋。直に土の上を歩くための足袋。

❷きよほうへん
ほめたりけなしたりする世間の評判。「毀」「貶」はけなす、「誉」「褒」はほめる。

❸きょうえつしごく
恐縮しながらも大喜びすること。目上の人に敬意を払いつつ、喜びの気持ちを伝える言葉。

❹らんちきさわぎ
はめを外し、大勢が入り乱れて騒ぐこと。「乱痴気」は、気を取り乱し理性を失うこと。

❺そこかしこ
あちこち。「彼処」単体では「あそこ」とも読みます。なお、「あちこち」は「彼方此方」。

❻うやむや
物事や態度が定まらず、はっきりしないこと。有るか無いかという意味から。

❼えこひいき
お気に入りの人にかたよって、目をかけたり肩入れしたりすること。公平でないこと。

❽がむしゃら
血気にはやって、向こう見ずに行動すること。他を考えず、ひたすら突き詰めること。

❾ひとみごくう
人間を神へのいけにえにすること。集団の利益のために、特定の個人を犠牲にすること。

❿しりきれとんぼ
物事が途中で終わり、完結していないこと。長続きしない人をあざけっていう語。

⓫ちんみかこう
珍しい味の食べ物とうまいさかな。めったに食べられない、とびきりおいしいごちそう。

⓬きんらんどんす
金襴や緞子。ともに艶やかで高価な織物なので、高価な織物の意味にも用いられます。

⓭ほろよいきげん（ほろえいきげん）
酒に少し酔って、いい気持ちであること。「ほろ」は接頭語で、ほんの少しという意味。

⓮こつそしょうしょう
骨の構造がスポンジ状になり、もろく折れやすくなった状態。加齢が主原因とされます。

⓯はとこ（さいじゅうけいてい）
親同士がいとこである子と子の関係。またいとこ。女性の場合は「再従姉妹」。

⓰おうのうはんもん
思い悩み、苦しみもだえること。「懊悩」は悩みもだえる、「煩悶」は思い煩うこと。

読めそうで読めない難読語 ②

▼漢字の読みを答えてください。

❶ 喧喧囂囂

❷ 侃侃諤諤

❸ 左見右見

❹ 阿鼻叫喚

❺ 跳梁跋扈

❻ 魑魅魍魎

❼ 形而上学

❽ 乳母日傘

❾ 鎧袖一触

❿ 椀飯振舞

⓫ 田夫野人

⓬ 無明長夜

⓭ 活剝生呑

⓮ 加持祈祷

⓯ 長汀曲浦

⓰ 一家眷属

ヒント

❶ガヤガヤとやかましい。❷堂々としています。❽「乳母」は、「うば」ではありません。

答えは次ページ

答え

❶けんけんごうごう
多くの人が口やかましく騒ぐさま。「喧喧」「囂囂」とも、ガヤガヤとやかましいさま。

❷かんかんがくがく
ひるまずに考えを述べること。盛んに議論するさま。「侃侃」は、強くまっすぐなさま。

❸とみこうみ
左から見たり、右から見たりすること。あちこちをうかがい、落ち着かないさま。

❹あびきょうかん
悲惨な状況に陥り、泣き叫ぶこと。もともと仏教語で、阿鼻地獄と叫喚地獄のこと。

❺ちょうりょうばっこ
自由自在に跳ね回り、好き勝手に振る舞うこと。悪事や悪者がはびこるさま。

❻ちみもうりょう
いろいろな妖怪や化け物。表舞台には出ず、裏で私欲のために暗躍する人のたとえ。

❼けいじじょうがく
物理的現象を超え、存在そのものや宇宙の根本原理を探求する哲学の一分野。

❽おんばひがさ（おんばひからかさ）
子どもが大事に育てられること。乳母に抱かれ、日傘を差しかけられて育つという意味。

❾がいしゅういっしょく
相手を簡単に負かすこと。鎧《よろい》の袖がわずかに触れただけで、敵が倒れるという意味。

❿おうばんぶるまい
気前よくごちそうすること。「椀飯」は、酒や食事を出してもてなした中世の儀礼。

⓫でんぷやじん
礼儀も教養もない、粗野な人。「田夫」は農夫、「野人」は庶民、田舎者。

⓬むみょうじょうや
煩悩にとらわれ、物事の根本的な真理を理解できいこと。悟りの境地に達しないこと。

⓭かっぱくせいどん
他人の書いた詩や文章を盗用すること。「活剥」は、生きたまま皮を剝ぎとること。

⓮かじきとう
病気や災難などを払うため、神仏に祈ること。手に印を結び、口に真言を唱えること。

⓯ちょうていきょくほ
長く続くなぎさと、曲がりくねった入り江。「汀」は水際、「浦」は浜辺のこと。

⓰いっかけんぞく
家族と、血縁関係にある親戚や親族のこと。一族。「眷属」は、血縁関係にある者。

読めそうで読めない難読語 ③

▼漢字の読みを答えてください。

① 八面玲瓏

② 尸位素餐

③ 唇歯輔車

④ 阿諛追従

⑤ 感孚風動

⑥ 苛斂誅求

⑦ 隔靴掻痒

⑧ 蛙鳴蝉噪

⑨ 燕頷虎頸

⑩ 規矩準縄

⑪ 蹇蹇匪躬

⑫ 斎戒沐浴

⑬ 葷酒山門

⑭ 不羈独立

⑮ 悔悟憤発

⑯ 実践躬行

ヒント

⑬寺の門前に「不許葷酒入山門」などと刻まれた石碑が立っていることも。

答えは次ページ

答え

❶はちめんれいろう
どこから見ても透き通り、美しく明らかなさま。「玲瓏」は、玉が透き通って輝くさま。

❷しいそさん
責任ある地位にありながら、職務を果たさず、無駄に給料をもらっていること。その人。

❸しんしほしゃ
一方がだめになると他方もだめになるような、切っても切れない関係。

❹あゆついしょう
気に入られようとして、こびへつらうこと。「阿諛」は、おもねりへつらうこと。

❺かんぷふうどう
人を感動させ、感化させること。「感孚」は感動を与える、「風動」は感化させること。

❻かれんちゅうきゅう
借金や税金などを容赦なく厳しく取り立てること。「苛」は、責め立てる。

❼かっかそうよう
思うようにならず、もどかしいこと。靴の上から足の痒《かゆ》いところを掻《か》くという意味。

❽あめいせんそう
無駄な表現が多く、内容が乏しい議論や文章。蛙《かえる》や蝉《せみ》がやかましく鳴き立てるさまから。

❾えんがんこけい
燕《つばめ》のような顎《あご》と虎のような首。遠国の諸侯となる人相、または堂々とした武者のたとえ。

❿きくじゅんじょう
物事の基準になるもの。規則。「規」「矩」「準」「縄」は、長さや水平などを測る※道具。

⓫けんけんひきゅう
自分の功名を望まず、苦労を重ねて主人に尽くすこと。「蹇蹇」は、忠義を尽くすさま。

⓬さいかいもくよく
神仏関連の行事に携わる前に、飲食や行動を慎み、水を浴びて心身を清めること。

⓭くんしゅさんもん
修行の邪魔になるので、強い香りの野菜（葷）と酒を寺院に持ち込んではいけないこと。

⓮ふきどくりつ
他からの束縛を受けず、自力で物事を行うこと。「羈」は、つなぎとめること。

⓯かいごふんぱつ
失敗を後悔して、挽回しようと奮い立つこと。「悔悟」は、失敗を認めて悔いること。

⓰じっせんきゅうこう
自分自身の力で、理論や信条などを実際に実行すること。「躬」は、自らの意味。

※「規」はコンパス、「矩」はかね尺（L字形の定規）、「準」は水準器、「縄」は直線を引く墨縄のこと。

読めそうで読めない難読語 ④

▼漢字の読みを答えてください。

❶ 枯木死灰

❷ 拱手傍観

❸ 普天率土

❹ 臍下丹田

❺ 櫛風沐雨

❻ 揣摩臆測

❼ 明眸皓歯

❽ 不倶戴天

❾ 緊褌一番

❿ 確乎不抜

⓫ 琴瑟相和

⓬ 亀毛兎角

⓭ 握髪吐哺

⓮ 鬼哭啾啾

⓯ 跼天蹐地

⓰ 魯魚亥豕

ヒント

❽ 憎しみ深い因縁の相手を、「不倶戴天の敵」といいます。⓮「啾啾」は、しくしくと泣く声。

答えは次ページ

答え

❶ こぼくしかい

枯れた樹木と冷たい灰。転じて、情熱や活気がないこと。世俗から離れていること。

❷ きょうしゅぼうかん（こうしゅぼうかん）

手を出さず、ただそばで見ていること。「拱手」は、手をこまねく（腕組みする）こと。

❸ ふてんそっと（ふてんそつど）

「普天の下《もと》、率土の浜《ひん》」の略。天の覆う限り、地の続く限りのすべての地。全世界。

❹ せいかたんでん

臍《へそ》のすぐ下あたりのところ。ここに力を集めれば、健康を保ち勇気が湧くと伝わります。

❺ しっぷうもくう

風雨の中、苦労しながら働くこと。さまざまな苦労をすること。「風に櫛《くしけず》り雨に沐《かみあら》う」。

❻ しまおくそく

自分勝手に判断し、根拠もなく推測すること。「揣摩」は、あれこれ推し量ること。

❼ めいぼうこうし

美しく澄んだ瞳と白く整った歯。美女のたとえ。「眸」は瞳、「皓」は白くきれいなこと。

❽ ふぐたいてん

恨みが深いこと。倶《とも》に天を載《いだ》かず（敵《かたき》とは同じ天の下で一緒に生きていけない）の意味。

❾ きんこんいちばん

褌《ふんどし》をしっかりと締め、気合を入れて物事に臨むこと。心を引き締めて事にあたること。

❿ かっこふばつ

信念や意志が定まり、物事に動じないこと。「確乎」は、信念がしっかりとしたさま。

⓫ きんしつそうわ

夫婦仲が睦まじいことのたとえ。琴と瑟（大型の琴）の合奏がよく調和することから。

⓬ きもうとかく

この世にあり得ないもののたとえ。亀に毛が生え、兎《うさぎ》に角が生えるという意味から。

⓭ あくはつとほ

立派な人材を求めるのに熱心なこと。賢人の助言を求めるのに熱心なこと。

⓮ きこくしゅうしゅう

成仏できない霊魂が、この世でさまよって泣くさま。転じて、鬼気迫るさま。

⓯ きょくてんせきち

恐れおののき、身の置き所がないこと。または、世間をはばかって暮らすこと。

⓰ ろぎょがいし

漢字の書き間違いのこと。「魯」と「魚」、「亥」と「豕」が似ており、間違いやすいから。

知っておきたい難解四字熟語 ①

▼次の四字熟語について、正しい意味として適切なものを選んでください。

❶ 羽化登仙
A 飛躍的な成長
B 天にも昇る心地

❷ 寸鉄殺人
A 端的な一言で弱点をつく
B 小事が大騒動を起こす

❸ 水天一碧
A 水と空が一つに見える
B 青々とした雨が降る

❹ 蟹行鳥跡
A 贅沢な食事
B 書物

❺ 盲亀浮木
A めでたいこと
B めったにないこと

❻ 内股膏薬
A 傷だらけの人
B 確固たる意見がない人

❼ 脚下照顧
A 自己反省せよ
B 将来を見据えるべし

❽ 拈華微笑
A 思いがけない喜び
B 心から心に伝わること

❾ 格物致知
A 物事の本質を突き詰める
B 知識が理解を妨げる

ヒント
❻「膏薬」は、患部に貼りつける湿布のような薬のことです。

答えは次ページ

❶ 羽《う》化《か》登《とう》仙《せん》―B

酒などに酔い、心地よくなることのたとえ。天にも昇る心地。中国古来の神仙思想に由来する言葉で、人間に羽が生えて仙人となり、仙人が住む仙界に行くという意味があります。

❷ 寸《すん》鉄《てつ》殺《さつ》人《じん》―A

ちょっとした一言だけで、他人の急所や弱点をずばりと突くことのたとえ。急所をつけば、短い刃物でも人を殺すことができるという意味から。「寸鉄」は、小さな刃物。

❸ 水《すい》天《てん》一《いっ》碧《ぺき》―A

水と空とが一続きになり、青々としているさま。空が晴れ渡り、水平線の向こうで空と海の青色が一つに見える光景を表しています。「碧」は、深い青色。

❹ 蟹《かい》行《こう》鳥《ちょう》跡《せき》―B

書物の総称。西洋の書物と漢文書のこと。「蟹行」は、蟹が横向きに歩くさまから、横書きにする西洋の文字。「鳥跡」は、鳥の足跡を見て考案したという故事から、漢字のこと。

❺ 盲《もう》亀《き》浮《ふ》木《ぼく》―B

めったにないことのたとえ。百年に一度だけ水面に浮かび上がる目の見えない亀が、海面を漂う浮木のたった一つの穴に入ろうとしても、容易に入れないという寓話に由来します。

❻ 内《うち》股《また》膏《ごう》薬《やく》―B

あっちについたりこっちについたりと、節操のないこと。日和見。内股に貼った膏薬が、動くたびに右側についたり左側についたりすることに由来します。

❼ 脚《きゃっ》下《か》照《しょう》顧《こ》―A

自分の足元をよく見よという意味で、自己反省を促す言葉。禅に由来し、まず他の物事に向かうのではなく、まずは自分の本性を見つめよという戒めとして用いられました。

❽ 拈《ねん》華《げ》微《み》笑《しょう》―B

言葉を使わず、心から心へ伝わること。釈迦がみんなの前で説法していたとき、ただ花を拈《ひね》っただけで、弟子の迦葉《かしょう》だけが何かを悟って微笑して応じたという故事に由来します。

❾ 格《かく》物《ぶっ》致《ち》知《ち》―A

物事の本質をよく理解し、自分の知識をとことん深めること。中国の経典『大学』の一節に由来し、「知を致すは物に格（至）るにあり」と読み下します（諸説あり）。

知っておきたい難解四字熟語 ②

▼次の四字熟語について、正しい意味として適切なものを選んでください。

❶ 月下氷人
A 自然を愛する風流人
B 男女の縁を取り持つ仲人

❷ 円転滑脱
A 物事が滞りなく進むさま
B 歯止めが効かない状況

❸ 玩物喪志
A 遊び心を重んじる態度
B 本質を見失うこと

❹ 愛屋及烏
A 溺愛すること
B 豊かな人生のたとえ

❺ 拳拳服膺
A 鍛錬を怠らないこと
B 肝に銘じること

❻ 画脂鏤氷
A 美しさが際立つさま
B 骨折り損になること

❼ 臥龍鳳雛
A 荒々しさを隠す武者
B 世に知られていない賢者

❽ 老驥伏櫪
A 年相応な振る舞い
B 老いても大志を抱くこと

❾ 已己巳己
A 似たもの同士
B 思いもよらぬ事態

ヒント
❷角がなく丸いので……。❻脂に絵を描き、氷に彫刻するという意味。

答えは次ページ

答え

❶ 月下氷人《げっかひょうじん》 — B

男女の縁を取り持つ仲人。または、媒酌人。男女の仲を取り持つ人を表す「月下老人」と、媒酌人を表す「氷人」の、二つの言葉を合わせた合成語。

❷ 円転滑脱《えんてんかつだつ》 — A

物事が滞りなく、すらすらと進むさま。「円転」は角立てずに丸く回る、「滑脱」は滑りぬけること。「円滑」という言葉は、円転滑脱を略したものです。

❸ 玩物喪志《がんぶつそうし》 — B

珍しいもの、風変わりなものに心を奪われ、本来の志を見失ってしまうこと。無用なものにとらわれ、仕事や学業が疎かになること。「人を玩《もてあそ》べば徳を喪《うしな》い、物を玩べば志を喪う」。

❹ 愛屋及烏《あいおくきゅうう》 — A

愛する人のすべてが愛おしくなること。溺愛することのたとえ。愛するあまり、その人の家の屋根にとまっている烏《からす》さえも愛おしく見えるということ。

❺ 拳拳服膺《けんけんふくよう》 — B

人の教えや言葉などを肝に銘じ、常に忘れないようにすること。「拳拳」は両手でうやうやしく捧げ持つさまの形容で、「服膺」は常に胸に留めること。

❻ 画脂鏤氷《がしろうひょう》 — B

苦労しても効果のないことのたとえ。骨折り損に終わること。脂の上に絵を描き、氷に彫刻しても、あとかたもなく消え失せてしまうことから。「鏤」は彫る、刻みつけるの意味。

❼ 臥龍鳳雛《がりょうほうすう》 — B

臥している龍と、鳳凰《ほうおう》の雛《ひな》。転じて、優れた才能はあるものの、実力を発揮できていない人のこと。世間には知られていない大人物や、将来が期待される若者のたとえ。

❽ 老驥伏櫪《ろうきふくれき》 — B

年老いても、大志を抱き続けること。「老驥」は年老いた駿馬《しゅんめ》、「櫪」は馬小屋の床下の横木。年老いた駿馬が馬小屋に伏していても、若いころの志を捨てていないという意味。

❾ 已己巳己《いこみき》 — A

似ている字形の文字を連ね、互いによく似ていることのたとえとして使われる言葉。1文字目の「已」はやめる、2・4文字目の「己」は自分、3文字目の「巳」はヘビの意味。

古典の深みに触れる

平家物語の四字熟語

平安時代末期の平家の栄光と没落を描いた『平家物語』は、800年余りにもわたって語り継がれてきた日本を代表する不朽の名作。その冒頭の一節には四字熟語が効果的に使われているので、音読しながらよく味わってみましょう。

▼空欄に当てはまる漢字を入れてください。

❶ □□□□《ぎおんしょうじゃ》の鐘《かね》の声《こえ》
❷ □□□□《しょぎょうむじょう》の響《ひび》きあり。
❸ □□□□《さらそうじゅ》の花《はな》の色《いろ》、
❹ □□□□《じょうしゃひっすい》の理《ことわり》をあらはす。
奢《おご》れる人《ひと》も久《ひさ》しからず、
ただ春《はる》の夜《よ》の夢《ゆめ》のごとし。
猛《たけ》き者《もの》も遂《つい》には滅《ほろ》びぬ、
ひとへに風《かぜ》の前《まえ》の塵《ちり》に同《おな》じ。

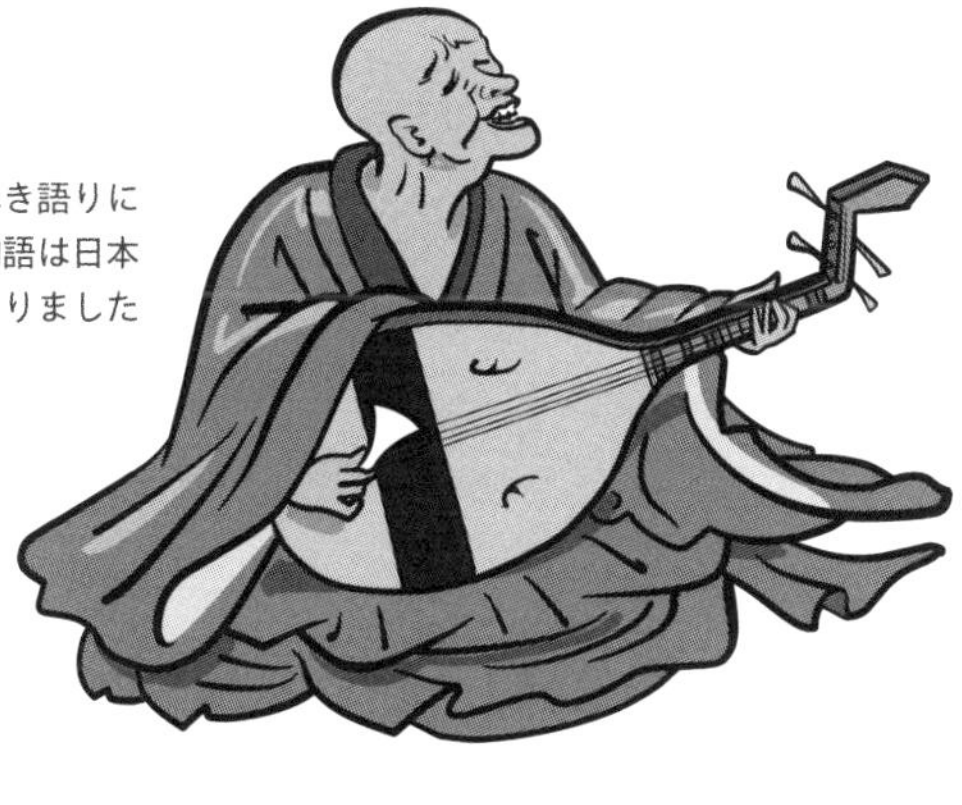

琵琶法師の弾き語りにより、平家物語は日本人の間に広まりました

答えは次ページ

❶ 祇園精舎《ぎおんしょうじゃ》

古代インドのコーサラ国の首都・シュラーバスティーにあった仏教寺院。スダッタという富豪が釈迦の説法に感激して建てたもので、園内には金が敷きつめられていました。釈迦も実際にここで説法を行ったそうです。

❷ 諸行無常《しょぎょうむじょう》

世の中のすべてのものは移り変わり、永久不変は存在しないということ。仏教の根本的な思想の一つとして知られ、人も生まれては死ぬことを繰り返すだけで、人生は虚しくはかないことを示唆しています。

❸ 沙羅双樹《さらそうじゅ》（娑羅双樹《さらそうじゅ》）

フタバガキ科の常緑高木。仏教の三大聖木の一つで、「沙羅」とも呼ばれます。釈迦が死んだときに、そばに2本ずつ生えていたことから沙羅双樹の名があり、釈迦の死を悲しんで白く枯れたと伝わります。

❹ 盛者必衰《じょうしゃひっすい》

現在勢いがあって栄えている者でも、いつかは必ず滅びるということ。仏教の人生観を表しており、世の中が無常であると伝えています。なお、「しょうじゃひっすい」「しょうしゃひっすい」とも読みます。

◉現代語訳◉

祇園精舎の鐘の声には、この世のすべては絶えず変転していくものだという響きがある。沙羅双樹の花の色は、どんなに勢い盛んな者も必ず衰える道理を示している。栄えて得意になっている者も、その栄華が長く続くことはなく、まるで覚めやすい春の夢のようだ。勢いが盛んな者も結局滅び去ってしまう、風に吹き飛ぶ塵のようなものである。

◉解説◉

『平家物語』は、琵琶法師によって口誦された軍記物語。平《たいらの》清盛《きよもり》が太政大臣となって栄華を極めてから、源平合戦で滅亡するまでの顛末《てんまつ》が描かれています。争いだけでなく、貴族にかわって台頭する武士の躍動や、たくましく生きる平家の女性が織りなすエピソードなども盛り込まれています。鎌倉時代後期の『徒然草』では、公家で漢詩文の達者とされた信濃前司行長《しなののぜんじゆきなが》が作者だと記されていますが、作者も成立年も定かではありません。

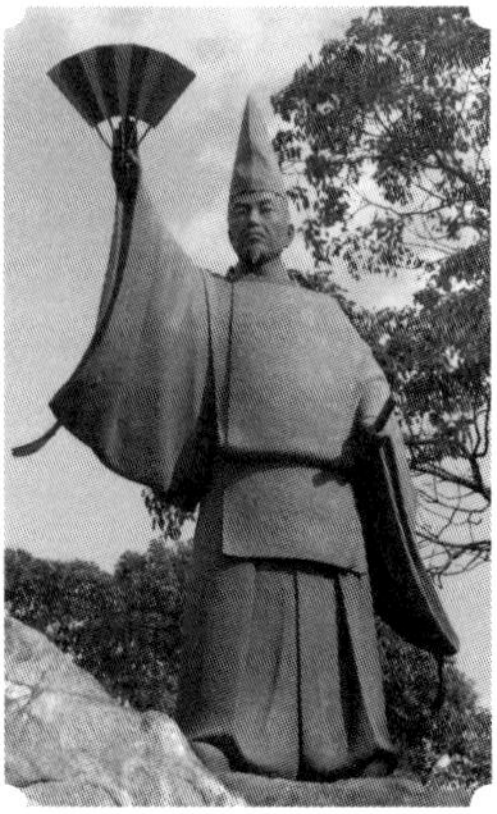

武士で初めて太政大臣に上り詰め、平家の全盛期を築いた平清盛。清盛の死からわずか4年後、平家は滅亡してしまいます

応用編

ここで腕試し！

四字熟語パズル

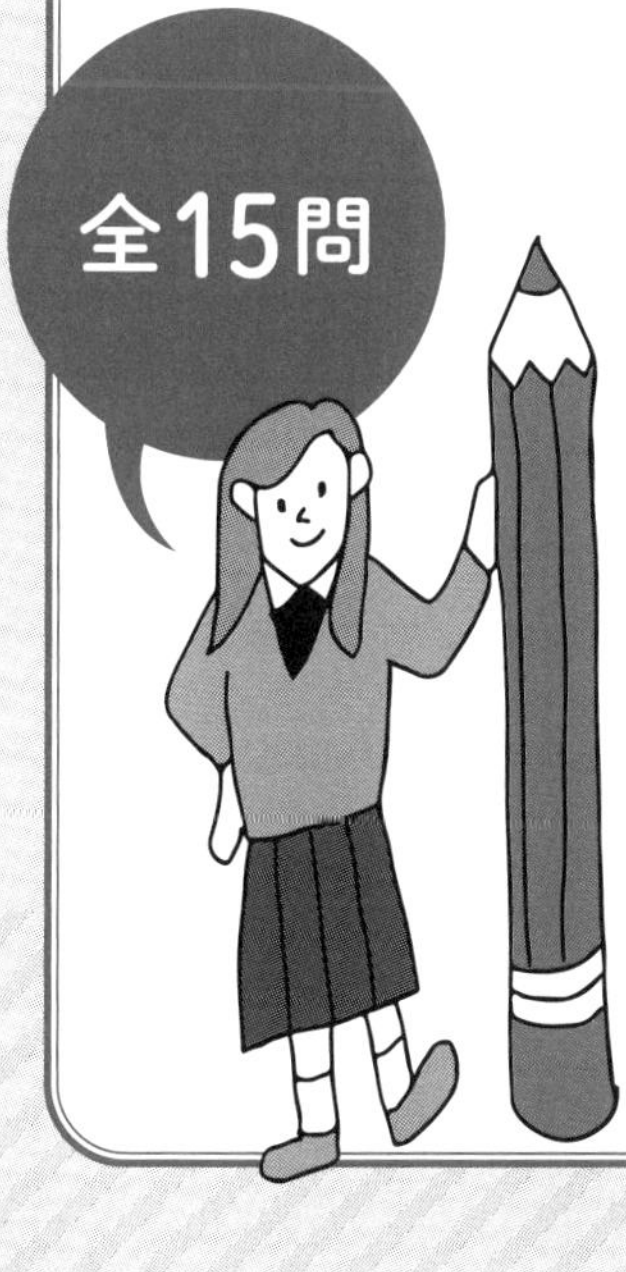

応用編

楽しさを満喫できる問題から、頭をひねらないと解けない難問まで、バラエティに富んだパズルに挑戦。独創的なパズル問題で、脳をフル回転させてみましょう。第1章～第3章で出題された四字熟語も登場するので、おさらいにも最適です。

【実力レベル診断】

全15問のうち、どのくらい正解したのか採点してみましょう。

14問以上正解 ：博士レベル
12問以上正解 ：秀才レベル
10問以上正解 ：一般レベル

応用編の四字熟語

雲外蒼天《うんがいそうてん》

【意味】

雨雲の上には青空が広がっているという意味。どんな試練でも努力して乗り越えることができれば、やがてよいことがあるというたとえ。

将棋界で史上初の八つのタイトル独占を達成し、将棋ブームを牽引している藤井聡太《ふじいそうた》さん。2023（令和５）年11月に総理大臣顕彰を受けた際、返礼として「雲外蒼天」と記した将棋盤を寄贈しました。「努力をしてさらに実力を高めていくことで、これまでと違った景色が見える」という思いを込めて記したそうです。

チャレンジ問題

Q1

以下の漢字を組み合わせて、四字熟語を３つ作りましょう。最後に、使われずに残った漢字を答えてください。

難易度 ★☆☆ ／所要時間　　分　　答えは次ページ

天生伝金

青赤黄白緑

日産説地

＊順不同

解答欄

答え

解答：赤

黄	金	伝	説
生	産	緑	地
青	天	白	日

四字熟語コラム ①

漱石枕流《そうせきちんりゅう》

【意味】

自分の失敗を指摘されても直そうとしない、偏屈な態度。負け惜しみが強いことのたとえ。

文豪・夏目漱石のペンネームの由来に

古代中国、晋《しん》の孫楚《そんそ》という人が俗世間を離れて山奥でのんびり暮らしたいと話をする中で、「流れに漱《くちすす》ぎ、石に枕《まくら》す」と言うべきところを「石に漱《くちすす》ぎ、流れに枕《まくら》す」と言い間違え、「石で漱ぐのは歯を強くするため、流れを枕にするのは耳を洗うためだ」と屁理屈をこねてごまかした逸話に由来しています。この四字熟語は、文豪・夏目漱石のペンネームの由来になったことでも知られています。負けず嫌いの偏屈者であることを自認する漱石は、自虐の気持ちを織り交ぜたユーモアとして用いたのかもしれません。

チャレンジ問題
Q2

四字熟語が4つできるように、リストの漢字を空欄に当てはめてください。最後に、使われずにリストに残った3つの漢字を組み合わせて三字熟語を作りましょう。

難易度 ★☆☆／所要時間　　分　　答えは次ページ

❶	縦			
❷	横			
❸			無	
❹				尽

リスト

一 穏 向 事 車 双 打 断
駐 道 平 歩 方 網 列

解答欄

答え

解答：双方向

❶	縦	列	駐	車
❷	横	断	歩	道
❸	平	穏	無	事
❹	一	網	打	尽

四字熟語コラム②

万里一空《ばんりいっくう》

【意味】
一つの目標をどこまでも見据え、努力を続けるという心構え。

剣豪・宮本武蔵の精神的境地を示す

生涯無敗の最強の剣豪、宮本武蔵《みやもとむさし》。「万里一空」は彼の兵法書に見られる言葉で、世界は同じ一つの空の下につながっているという見方を示し、長年の修行の末に到達した武蔵の精神的境地を表すそうです。ここから、一つの目標を見失うことなく努力を続けることを意味し、座右の銘にもしばしば用いられます。2011（平成23）年、大相撲の大関昇進の伝達式で、琴奨菊《ことしょうぎく》が「万理一空の境地求め精進」と述べたことでも話題になりました。

チャレンジ問題 Q3

マスの中の漢字を１回ずつ使い、❶〜❺の言葉に合わせて四字熟語を作りましょう。

難易度★☆☆／所要時間　　分　　　　答えは次ページ

喜	実	中	者	伝
免	索	両	事	暗
模	無	許	皆	満
役	面	根	色	千

❶ うれしくてニッコニコ ➡ □□□□

❷ 見えないので手探り状態 ➡ □□□□

❸ 演技がうまい俳優 ➡ □□□□

❹ 根も葉もない嘘 ➡ □□□□

❺ 修行はすべて完了 ➡ □□□□

答え

❶ 喜色満面

❷ 暗中模索

❸ 千両役者

❹ 事実無根

❺ 免許皆伝

四字熟語コラム③

大山鳴動《たいざんめいどう》

【意味】

大騒ぎしたわりには、結果が小さいこと。取るに足らず、期待はずれに終わることのたとえ。

イソップ寓話とともに広まった西洋のことわざ

「大山鳴動して鼠一匹」の略。中国の漢籍由来の四字熟語は数多くありますが、「大山鳴動」は西洋のことわざを翻訳したものです。正確には「山が産気づき、滑稽なネズミが生まれるだろう」で、古代ローマの詩人・ホラティウスの詩などに見られ、大口をたたきながらも実行されないことに対する批判を表しています。日本には16世紀末にイソップ寓話とともに入ってきたものと考えられています。

チャレンジ問題

Q4

❶と❷の各ブロックの漢字を組み合わせて、３つの四字熟語を作りましょう。各ブロックには１つずつ「？」があるので、何の漢字が入るのか推理してください。

難易度 ★★☆ ／所要時間　　　分

答えは次ページ

❶

書	判	六	材
法	護	士	料
会	断	全	？

→

❷

上	放	政	票
投	線	用	落
送	紙	見	？

→

例

分	倒	苦	名
難	義	抱	七
腹	八	大	？

→

大義名分
七難八苦
抱腹絶倒

「？」には「絶」が入り、「大義名分」「七難八苦」「抱腹絶倒」の３つの四字熟語が入ります。

答え

❶

書	判	六	材
法	護	士	料
会	断	全	弁

➡

判断材料
六法全書
弁護士会

❷

上	放	政	票
投	線	用	落
送	紙	見	当

➡

政見放送
投票用紙
当落線上

四字熟語コラム④

判《ほう》官《がん》贔《び》屓《いき》

【意味】

弱者や敗者に同情し、応援したくなる気持ち。

源義経への同情心から生まれた

この四字熟語は、源平合戦で戦功を挙げながらも、兄・源頼朝《みなもとのよりとも》から疎まれて滅んだ悲運の武将・源義経《みなもとのよしつね》への同情心から生まれました。義経は、九男で判官という役職を務めたことから「九郎判官」と称され、純粋な気持ちを貫いたその生き様から“悲劇のヒーロー”として人気を集めたのです。江戸時代初期の『毛吹草《けふきぐさ》』に「世や花に 判官贔屓 春の風」という句が収録されており、当時すでに義経人気が広がっていたことがうかがえます。

※「はんがんびいき」とも読みます

チャレンジ問題

Q5

例のように、リストの漢字を空欄に当てはめて四字熟語を作ってください。最後に、使われずにリストに残った2つの漢字を組み合わせて、二字熟語を作りましょう。

難易度 ★★☆ ／ 所要時間　　　分

答えは次ページ

※矢印でつながれているマスには同じ漢字が入ります。

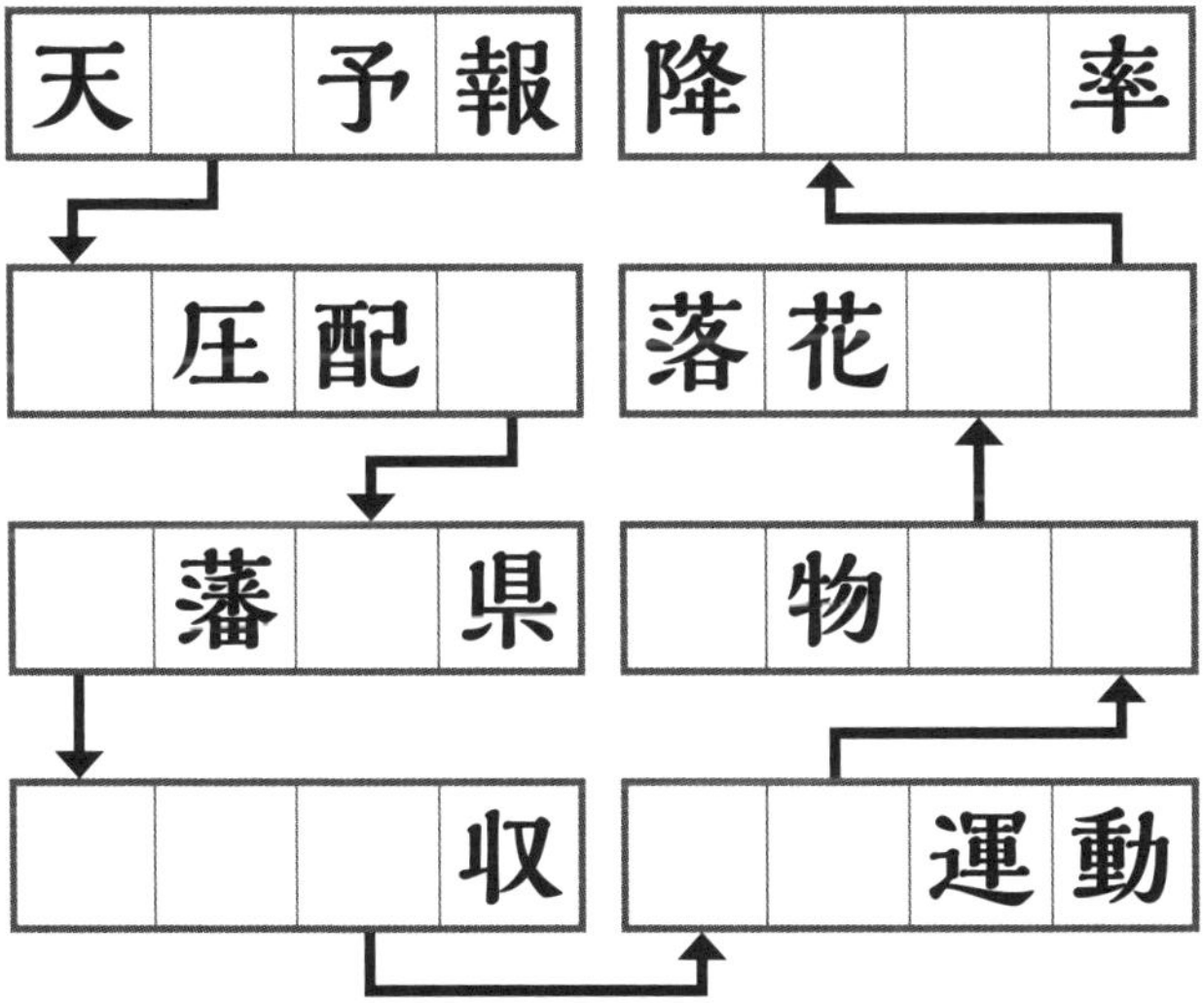

リスト

雨回確気水足置転廃品万流

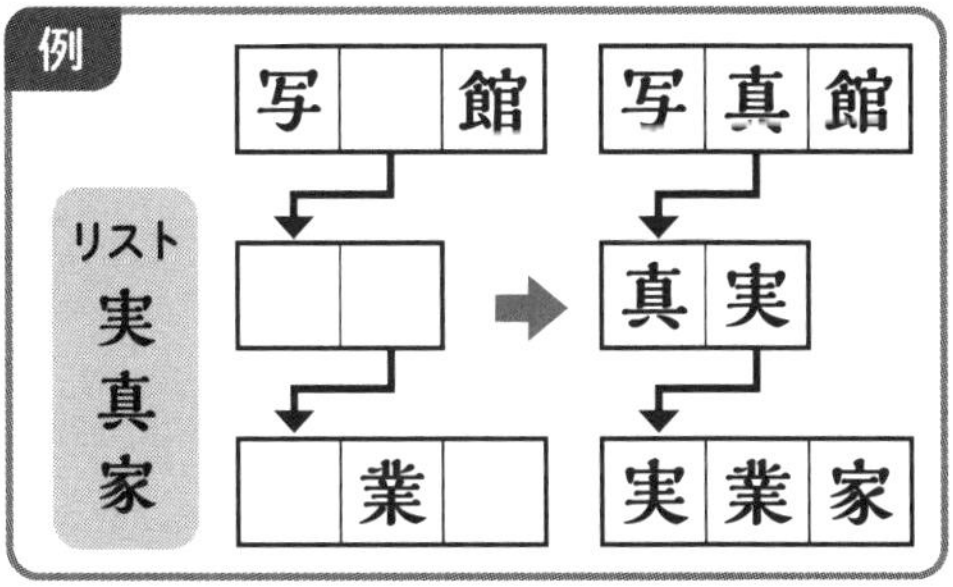

解答欄

答え

解答：**雨足**

天気予報	降水確率
気圧配置	落花流水
廃藩置県	万物流転
廃品回収	回転運動

四字熟語コラム⑤

一《いっ》生《しょう》懸《けん》命《めい》

【意味】

命がけのような勢いで物事に当たるさま。本気で物事に打ち込むこと。「懸命」は、命がけ。

中世の武士の誇りを伝える

語源は「一所懸命」。中世の武士たちは、生活の頼みとして領地を命がけで守ることを目指し、その所領を「一所懸命の地」と呼びました。ここから、命がけで物事に取り組むという意味で一所懸命が用いられたのです。のちに「いっしょ」が「いっしょう」に転じ、命がけのイメージから「一生」の字が当てられ、「一生懸命」になったようです。今では「一生懸命」が一般的ですが、歌舞伎では屋号を一所とみなし、命がけで守るとして「一所懸命」がよく使われます。

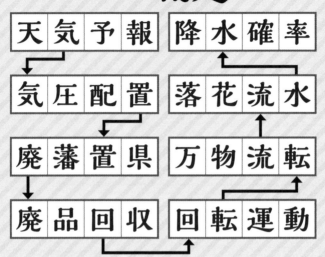

チャレンジ問題

Q6

意味が通じる文章になるよう、リストの漢字を空欄に入れてください。最後に、使われずにリストに残った2つの漢字を組み合わせて、二字熟語を作りましょう。

難易度 ★★☆／所要時間　　分

答えは次ページ

❶修学旅行など大人数ならば

団			

が適用されます。

❷

	方		

の秀逸な掛け合いを笑いの本場・大阪で楽しみました。

❸原則、偶数月の15日に

	民		

が給付されます。

❸サーカスは妙技の連続で、場内は

		喝	

の大盛り上がり。

解答欄

リスト

引楽割金娯国才
采手上体年拍漫

答え

解答：娯楽

❶	団	体	割	引
❷	上	方	漫	才
❸	国	民	年	金
❹	拍	手	喝	采

四字熟語コラム⑥

天《てん》下《か》布《ふ》武《ぶ》

【意味】

織田信長《おだのぶなが》の印章に用いられた言葉。「天下に武を布《し》く」。

“武”は「七徳の武」を指すとする説も

「天下布武」の意味は、定かではありません。時に残忍性を見せる織田信長のキャラクターもあって、従来は「武力で天下を制する」と理解されていました。しかし近年、“武”は「七徳の武」を指すとする説もあります。この言葉は古代中国の『春秋左氏伝《しゅんじゅうさしでん》』に見られ、「暴を禁じ、兵を治め、大を保ち、功を定め、民を安んじ、衆を和せしめ、財を豊かにすること」の七つの徳を指します。ひょっとしたら信長は天下泰平の世を目指していたのかもしれません。

チャレンジ問題

Q7

意味が通じる文章になるよう、リストの漢字を空欄に当てはめてください。最後に、使われずにリストに残った2つの漢字を組み合わせて、二字熟語を作りましょう。

難易度 ★★☆／所要時間　　　分

答えは次ページ

□束三□の商品でも、
大量に仕入れて
薄□□売ですべて
さばききれば、
□獲□□を手にする
ことができる。
そんな□売□手になれ。

リスト

一 金 庫 在 商 上 千
多 二 文 利

解答欄

答え

解答：在庫

二束三文の商品でも、
大量に仕入れて
薄利多売ですべて
さばききれば、
一獲千金を手にする
ことができる。
そんな商売上手になれ。

四字熟語コラム⑦

経世済民《けいせいさいみん》

【意味】
世をよく治め、人々を苦しみから救うこと。そのような政治。

世の中を幸福に導く“パワーワード”だった!?

語源は「世を経《おさ》め、民の苦しみを済《すく》う」で、政治・経済の全般を指す四字熟語。古代中国の晋《しん》の書物『抱朴子《ほうぼくし》』に、ほぼ同じ意味の「経世済俗」という言葉が見られ、古くから用いられてきた語であることがうかがえます。「経済」という言葉は、経世済民（あるいは経国済民）の略語とされ、江戸時代中期に太宰春台《だざいしゅんだい》が著した『経済録』における経済も本来の意味に準じています。明治時代以降、経済は英語の「economy《エコノミー》」の訳語に用いられ、その意味が変容しました。

チャレンジ問題 Q8

一部が欠け落ちた漢字で、四字熟語が並んでいます。欠け落ちた部分を推理して、元の四字熟語を答えてください。

難易度 ★☆☆／所要時間　　　分　　　　答えは次ページ

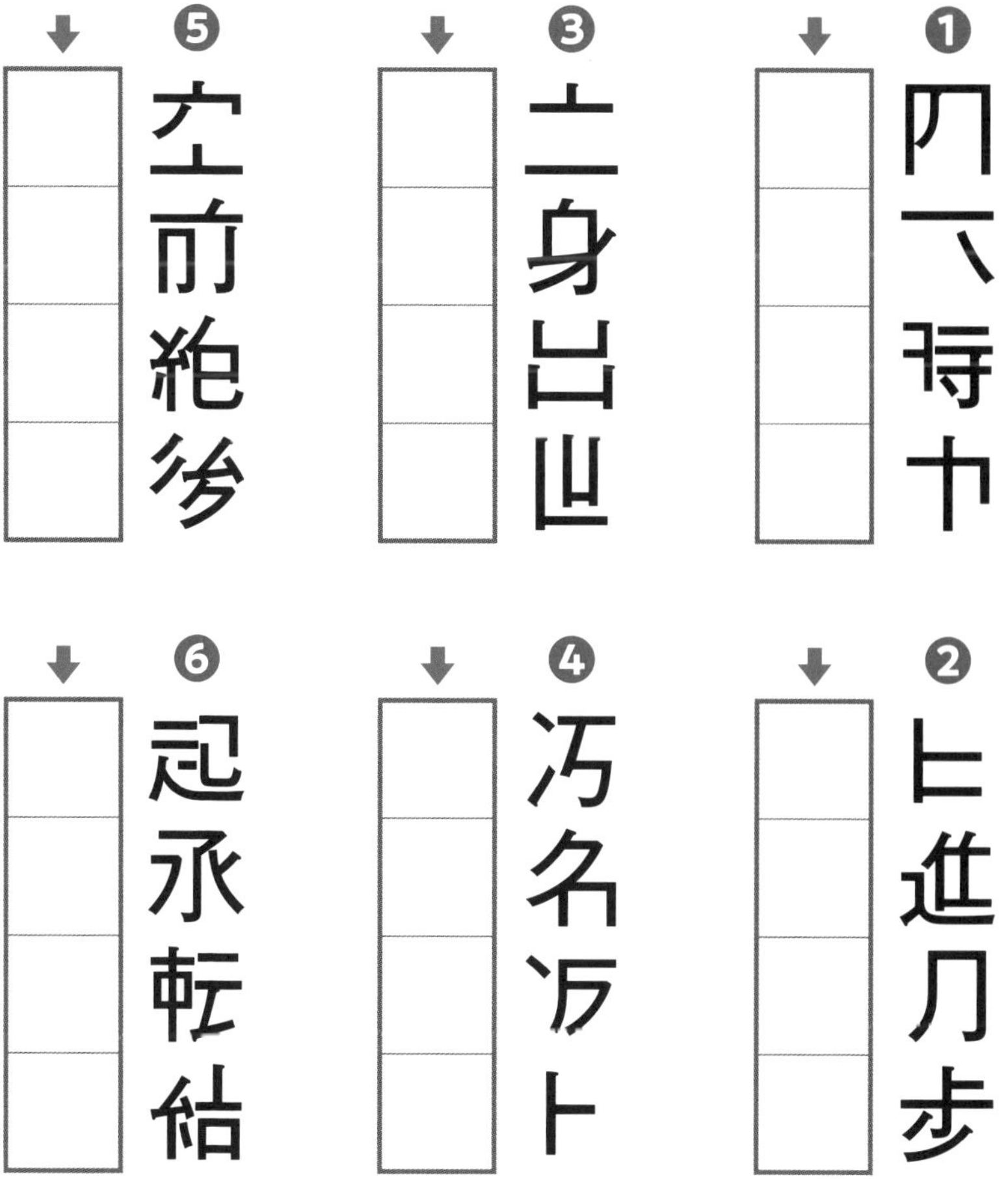

答え

❶ 四六時中

❷ 日進月歩

❸ 立身出世

❹ 汚名返上

❺ 空前絶後

❻ 起承転結

四字熟語コラム ⑧

風《ふ》林《りん》火《か》山《ざん》

【意味】

戦いにおける四つの心構え。

武田信玄が戦いのスローガンに用いた

「疾《はや》きこと風の如《ごと》く、徐《しず》かなること林の如く、侵《おか》し掠《かす》めること火の如く、動かざること山の如し」（風のように素早く動き、林のように静かに構え、火のように激しく攻め、山のようにどっしりと動かない）の略。戦国武将・武田信玄《たけだしんげん》が軍旗にしたため、兵士たちを鼓舞していたそうです。この言葉は孫子《そんし》の兵法書にある一節に由来し、原文はさらに「知り難《がた》きこと陰《かげ》の如く、動くこと雷霆《らいてい》の如し」（闇のように敵に悟られず、雷のように威勢よく行動を起こす）と続きます。ビジネス戦略にも応用できるとして、現在でも注目されています。

チャレンジ問題

Q9

A、Bの各ブロックには、反転された漢字が12文字あります。ヒントの言葉に合うように、漢字を組み合わせて四字熟語を作りましょう。

難易度 ★★★／所要時間　　　分　　　　　　答えは次ページ

❶ 能力と容姿の優れた人

❷ 美しい自然の景色

❸ 心境が落ち着いて澄んでいる

A

兼月鏡花

水色止才

明風備鳥

❹ 世の中がコロコロ変わる

❺ 上下の向きはそのままで

❻ エキゾチックなムード

B

緒国異為

転天地情

用有無変

答え

A	B
① 才色兼備	④ 有為転変
② 花鳥風月	⑤ 天地無用
③ 明鏡止水	⑥ 異国情緒

四字熟語コラム ⑨

敬天愛人《けいてんあいじん》

【意味】

天をうやまい、人を愛すること。

西郷隆盛が座右の銘に用いた

常に修養を怠らず、天をおそれ敬い、人を思いやる心境に到達することが大切であるという教え。明治維新の功労者にして、西南戦争で明治政府と対峙した西郷隆盛《さいごうたかもり》の座右の銘として知られています。西郷の遺訓を集めた『南洲翁遺訓《なんしゅうおういくん》』に「道は天地自然のものにして、人はこれを行うものなれば、天を敬するを目的とす。天は人も我も同一に愛し給う故、我を愛する心を以て人を愛する也」とあり、その思想を代表する言葉といえるでしょう。とはいえ、この熟語自体は西郷自身の造語ではなく、明治維新直後に出版された中村正直《なかむらまさなお》の『敬天愛人説』の影響を受けたものとされています。

チャレンジ問題

Q10

タテ方向に二字熟語、ヨコ方向に四字熟語ができるように、空欄に漢字を入れましょう。

難易度 ★★☆／所要時間　　　分

答えは次ページ

❶

自		福	
	植		泳

❷

拒		録	
	処		銘

❸

豪		波	
	剣		雀

例

病		頑	
	眼		器

↓

病		頑	
弱	肉	強	食
	眼		器

タテ方向に「病弱」「肉眼」「頑強」「食器」の二字熟語、ヨコ方向に「弱肉強食」の四字熟語ができます。

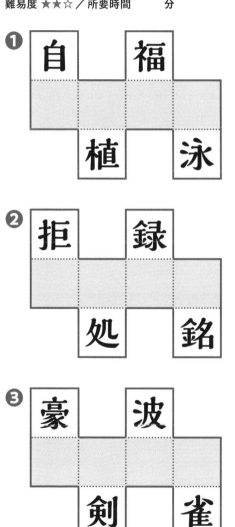

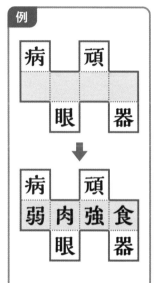

答え

❶

自		福	
我	田	引	水
	植		泳

❸

豪		波	
快	刀	乱	麻
	剣		雀

❷

拒		録	
絶	対	音	感
	処		銘

四字熟語コラム ⑩

韋《い》編《へん》三《さん》絶《ぜつ》

【意味】

何度も繰り返し本を読むこと。読書に熱中することのたとえ。

綴じ紐が切れるほど一つの本を読み込んだ

その昔、孔子が『易経《えききょう》』という経典を好み、綴じ紐が三度も切れるほどボロボロになるまで読んだという逸話に由来しています。まだ紙がなかった古代中国では、竹や木の札に文字を書き連ね、文章が長くなると革製の紐で綴じて本にしていました。「韋」はなめし革、「韋編」はなめし革の紐で綴じた本を指します。インターネットや電子書籍の普及がさらに進めば、この四字熟語の意味を理解するのが難しくなる時代がやってくるかもしれません。

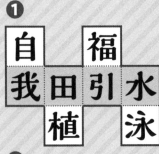

チャレンジ問題 Q11

「大」「中」「小」を含む四字熟語がそれぞれヨコ方向に4つずつできるように、各リストの漢字を空欄に当てはめてください。

難易度 ★★☆／所要時間　　　分

答えは次ページ

❶

大			
	大		
		大	
			大

リスト

拡	根	桜	子
需	西	島	内
撫	北	洋	和

❷

中			
	中		
		中	
			中

リスト

一	衛	極	継
見	集	陣	星
端	途	半	舞

❸

小			
	小		
		小	
			小

リスト

価	過	軍	縮
春	推	説	日
備	評	理	和

答え

❶

大	和	撫	子
北	大	西	洋
桜	島	大	根
内	需	拡	大

❷

中	途	半	端
陣	中	見	舞
衛	星	中	継
一	極	集	中

❸

小	春	日	和
過	小	評	価
推	理	小	説
軍	備	縮	小

四字熟語コラム ⑪

焚書坑儒《ふんしょこうじゅ》

【意味】

学問・思想などを弾圧すること。

古代中国の負の歴史にちなむ

広大な中国を史上初めて統一した秦《しん》の始皇帝。統一から８年後の紀元前213年、儒学者たちから昔の先例を引いて政治批判されたことを受け、丞相《じょうしょう》の李斯《りし》の進言を取り入れ、医薬や農業などの実用書以外をすべて焼き捨てることを命じました（＝焚書）。さらに翌年、始皇帝を批判した疑いのある儒学者460人余りを検挙し、坑《あな》に埋めて処刑したのです（＝坑儒）。この苛烈な弾圧事件で多くの古書・古記録が失われ、中国の文化は大きなダメージを受けました。

チャレンジ問題

Q12

例にならい、文字を並び替えて四字熟語ができるように、リストの漢字を空欄に当てはめてください。最後に、使われずにリストに残った2つの漢字を組み合わせて、二字熟語を作りましょう。

難易度★★★／所要時間　　分　　答えは次ページ

例

うっせきにちょい
（鬱積にチョイ）　➡　一石二鳥

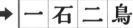

※小さい文字の「ゃ」「ゅ」「ょ」「っ」は、「や」「ゆ」「よ」「つ」のように大きい文字として扱う場合があります（その逆の場合もあります）。

❶ひくいとれんしょう
（低いと連勝）　➡　□□□□

❷とらのしご
（虎の私語）　➡　□□□□

❸むこうとうけい
（無効統計）　➡　□□□□

❹こうじょうほごく
（工場保護区）　➡　□□□□

❺はしっていくか
（走っていくか）　➡　□□□□

解答欄

リスト

回穫稽五荒穀仕紙事収穣
食撤凍唐白品豊無野良冷

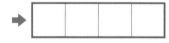

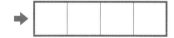

答え

解答：収穫

1. ひくいとれんしょう（低いと連勝）→ 冷凍食品
2. とらのしご（虎の私語）→ 野良仕事
3. むこうとうけい（無効統計）→ 荒唐無稽
4. こうじょうほごく（工場保護区）→ 五穀豊穣
5. はしっていくか（走っていくか）→ 白紙撤回

四字熟語コラム⑫

君《くん》子《し》豹《ひょう》変《へん》

【意味】
君子は過ちをただちに改めるということ。態度や意見をがらりと変えること。

本来の意味から豹変した!?

古代中国の経典『易経《えききょう》』に由来する言葉。「君子」は、人格を磨いた立派な人物のこと。動物のヒョウの毛が生え替わってまだら模様がくっきりと変化するように、君子は自らに間違いがあれば、根本的に改めると説いています。原典ではさらに「小人《しょうじん》は面《おもて》を革《あらた》む」（凡人はうわべだけしか変わらない）と続きます。つまり「君子豹変」はもともとよい意味の言葉でしたが、近年は変わり身の早さを非難する意味で、悪いイメージを持つようになりました。

チャレンジ問題

Q13

マス内にある熟語の読みをもとに、例のように四字熟語ができるよう、リストの漢字を当てはめてください。最後に、使われずにリストに残った漢字を答えてください。

難易度 ★★★／所要時間　　　分

答えは次ページ

例

	漢《かん》	詩《し》	

→

三《さん》	寒《かん》	四《し》	温《おん》

❶

掲	示		

→

❷

	頑	丈	

→

❸

	頭	領	

→

❹

		市	議

→

解答欄

リスト

一願議軽思自七車就
十成大断刀動不両

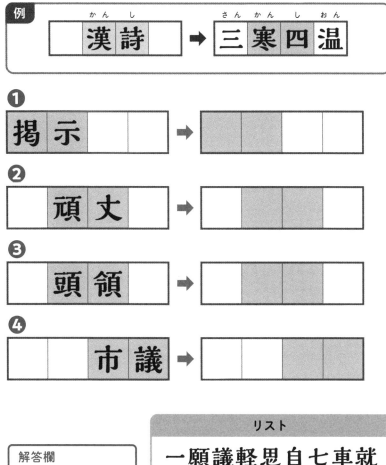

答え

解答：十

❶

掲	示			➡	軽	自	動	車

❷

	頑	丈		➡	大	願	成	就

❸

	頭	領		➡	一	刀	両	断

❹

		市	議	➡	七	不	思	議

四字熟語コラム ⑬

麻《ま》姑《こ》掻《そう》痒《よう》

【意味】

物事が思い通りになることのたとえ。

長い爪を持つ仙女の故事に由来

「麻姑」は、中国の神話『神仙伝《しんせんでん》』に登場する仙女。姑《こ》余《よ》山で仙道を習得し、長寿の象徴とされています。見た目は美しい少女で、鳥のような長い爪を持ち、その爪で背中を掻くと気持ちがいいだろうと考えた男の話も伝わります。ここから、痒いところに手が届くという意味で「麻姑掻痒」の四字熟語が生まれ、のちに物事が思い通りになるという意味に転じました。なお、背中を掻くための孫の手は、「麻姑の手」が語源になったとする説もあります。

チャレンジ問題

Q14

太線に囲まれた各ブロック内に、左上から時計回りに四字熟語が読めるよう、リストの漢字を当てはめてください。

難易度 ★★★／所要時間　　　分

答えは次ページ

❶

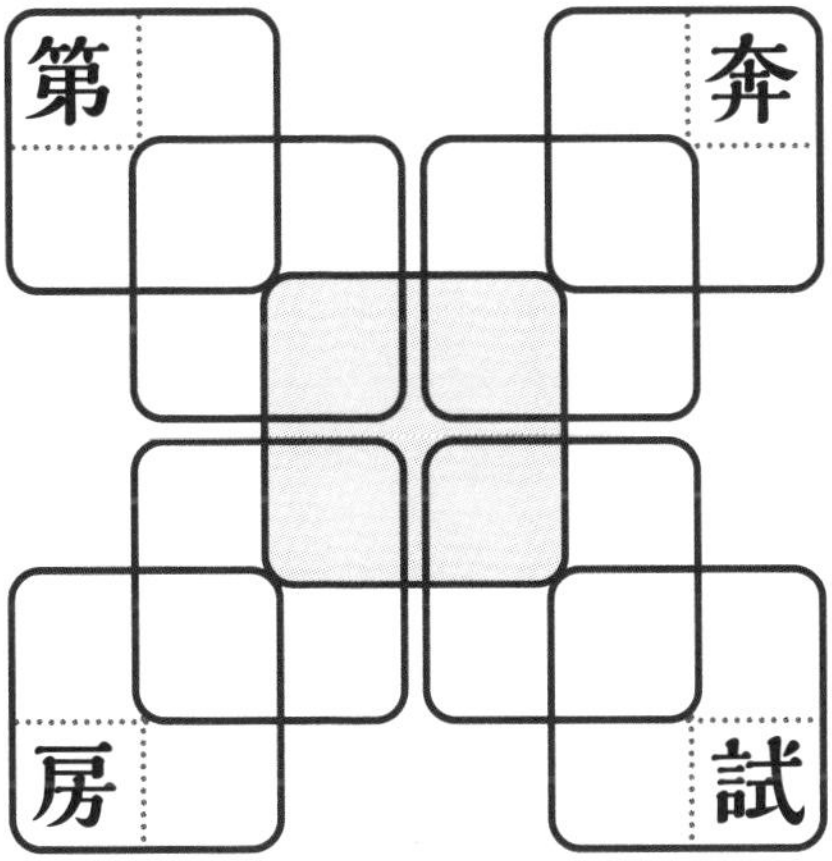

リスト

一下害格
携験源資
者女人世
西走帯台
地畜電東
風無迷話

❷

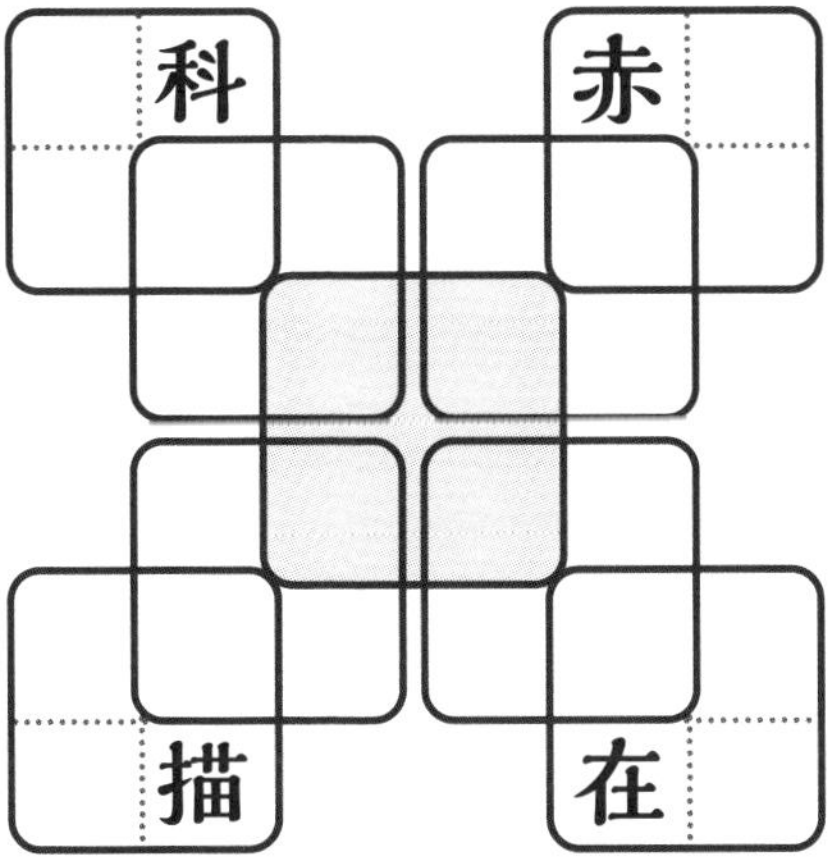

リスト

員下管気
月幻候事
自質写職
心人直典
動道百氷
品変務理

答え

❶

第	一			東	奔
者	人	畜	迷	走	西
	害	無	風	台	
	携	帯	地	下	
世	話	電	源	資	格
房	女			験	試

❷

百	科			赤	道
典	事	務	月	下	直
	員	職	人	氷	
	品	質	気	候	
心	理	管	動	変	幻
写	描			在	自

ミニクイズ

歌舞伎に由来する熟語は数多く見られますが、次の四字熟語のうち、歌舞伎に由来しないものを一つ選んでください（答えは149ページ）。

1 千両役者《せんりょうやくしゃ》　2 世話女房《せわにょうぼう》　3 以心伝心《いしんでんしん》　4 一枚看板《いちまいかんばん》

チャレンジ問題
Q15

リストの漢字を空欄に当てはめて正しい四字熟語ができるよう、パズルを完成させてください。最後に、使われずにリストに残った漢字を答えてください。

難易度 ★★☆／所要時間　　　分　　　　答えは次ページ

※四字熟語は上から下、左から右に読めるように入ります。

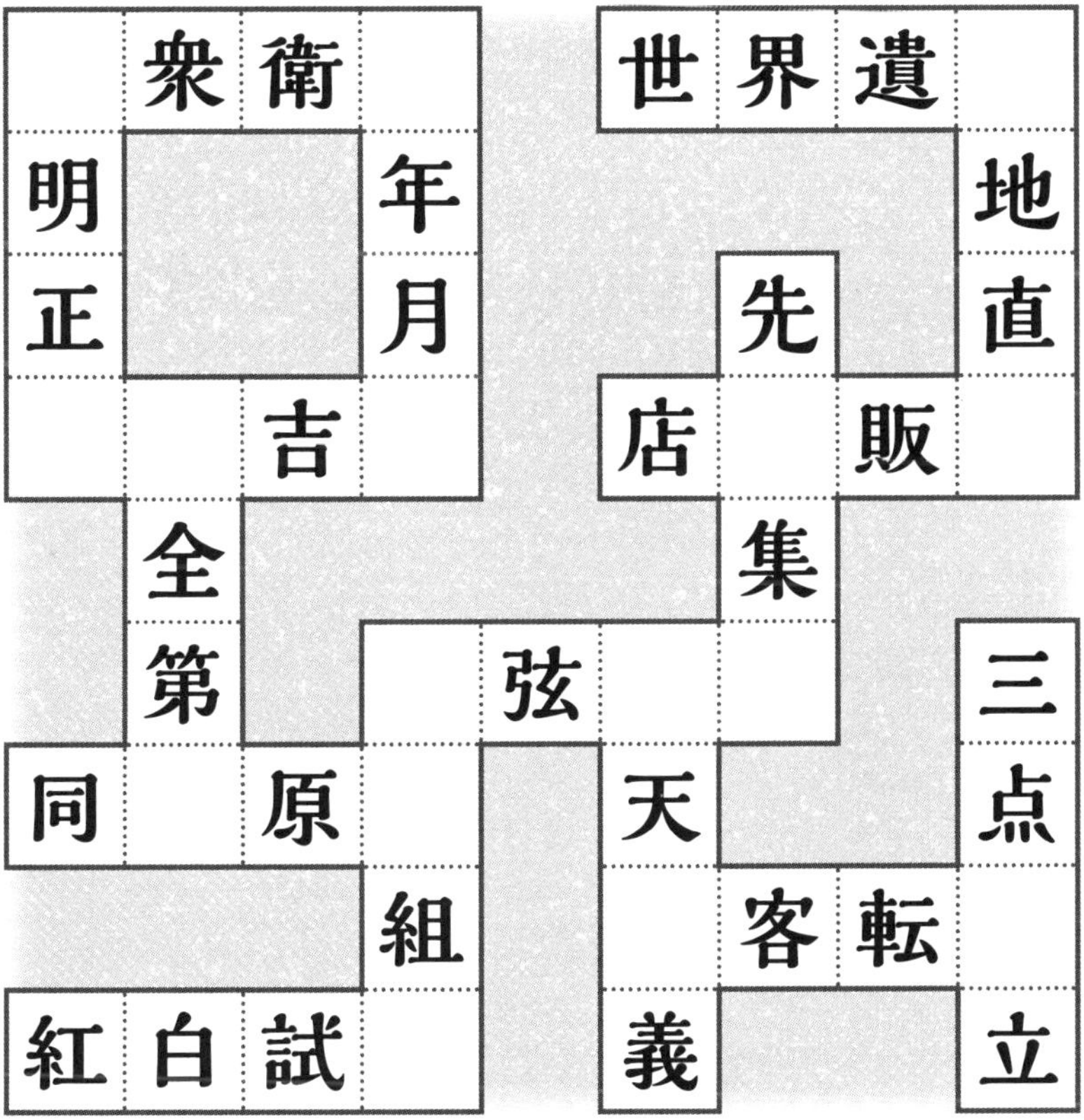

解答欄

リスト

安一楽管公合産主生
送大団倒頭日売理

答え

解答：送

公	衆	衛	生		世	界	遺	産
明			年					地
正			月			先		直
大	安	吉	日		店	頭	販	売
	全					集		
	第		管	弦	楽	団		三
同	一	原	理		天			点
			組		主	客	転	倒
紅	白	試	合		義			立

ミニクイズ

次の四つの四字熟語のうち、意味やニュアンスが異なる「仲間はずれ」の熟語を一つ選んでください（答えは149ページ）。

1 一口両舌《いっこうりょうぜつ》　2 言行齟齬《げんこうそご》　3 自家撞着《じかどうちゃく》　4 本末転倒《ほんまつてんとう》

量的緩和 りょうてきかんわ ………… 20
理路整然 りろせいぜん ………… 68
臨機応変 りんきおうへん ………… 68
輪廻転生 りんねてんしょう ………… 86

る
累進課税 るいしんかぜい ………… 20
羅馬尼亜 ルーマニア ………… 84

れ
烈日赫赫 れつじつかくかく ………… 48
連帯責任 れんたいせきにん ………… 8

ろ
老驥伏櫪 ろうきふくれき ………… 114
老少不定 ろうしょうふじょう ………… 36
老若男女 ろうにゃくなんにょ ………… 12
魯魚亥豕 ろぎょがいし ………… 110
六根清浄 ろっこんしょうじょう ………… 86
六法全書 ろっぽうぜんしょ ………… 30
論功行賞 ろんこうこうしょう ………… 16

わ
和気藹藹 わきあいあい ………… 64
和同開珎 わどうかいちん ………… 92
和洋折衷 わようせっちゅう ………… 74

ミニクイズの答え

P146　③ 以心伝心《いしんでんしん》

解説：①1年間に千両もの大金を得る歌舞伎役者。転じて、格式の高い役者、人気役者を指すようになりました。
②歌舞伎の世話場（庶民の日常生活を演じる場面）に登場する女房。転じて、夫の身辺の面倒をよくみる妻のこと。
④歌舞伎の上映する演目や役者を一枚の看板に描き、劇場の前に掲げたことに由来。その一枚の看板に描かれるほどの代表的な役者のことで、転じて大勢の中の中心人物を指します。

P148　④ 本末転倒《ほんまつてんとう》

解説：④以外は、矛盾していること、食い違うことを表します。
①前に言った内容と後に言った内容が矛盾していること。二枚舌を使うこと。
②言葉と行動が矛盾していること。口にした内容と行動が違うこと。
③言動や文章が、前と後ろとで矛盾していること。
④物事の重要度や立場などを取り違えること。同義語に「主客《しゅかく》転倒《てんとう》」など。

満場一致 まんじょういっち …… 60
満身創痍 まんしんそうい …… 36

み
未来永劫 みらいえいごう …… 62

む
無為徒食 むいとしょく …… 36
無芸大食 むげいたいしょく …… 62
夢幻泡影 むげんほうよう …… 86
無知蒙昧 むちもうまい …… 40
無茶苦茶 むちゃくちゃ …… 58
無手勝流 むてかつりゅう …… 72
無二無三 むにむさん …… 52
無病息災 むびょうそくさい …… 22
無味乾燥 むみかんそう …… 44
無明長夜 むみょうじょうや …… 106
無理心中 むりしんじゅう …… 60
無理難題 むりなんだい …… 60
無理矢理 むりやり …… 60

め
明鏡止水 めいきょうしすい …… 48
名所旧跡 めいしょきゅうせき …… 14
明眸皓歯 めいぼうこうし …… 110
明明白白 めいめいはくはく …… 68
名誉毀損 めいよきそん …… 16
名誉挽回 めいよばんかい …… 78
夫婦善哉 めおとぜんざい …… 96
滅私奉公 めっしほうこう …… 56
免許皆伝 めんきょかいでん …… 50
麪市塩車 めんしえんしゃ …… 48
面従腹背 めんじゅうふくはい …… 36
面壁九年 めんぺきくねん …… 30
面目躍如 めんもくやくじょ …… 80

も
盲亀浮木 もうきふぼく …… 112
蒙古襲来 もうこしゅうらい …… 92
物見遊山 ものみゆさん …… 72
紅葉前線 もみじぜんせん …… 34
両刃之剣 もろはのつるぎ …… 66
門外不出 もんがいふしゅつ …… 12
門戸開放 もんこかいほう …… 20
門前雀羅 もんぜんじゃくら …… 32
問題解決 もんだいかいけつ …… 90
問題提起 もんだいていき …… 8
問答無用 もんどうむよう …… 62

や
八角金盤 やつで …… 100
邪馬台国 やまたいこく …… 92
八岐大蛇 やまたのおろち …… 102
日本武尊 やまとたけるのみこと …… 102
大和撫子 やまとなでしこ …… 26
夜郎自大 やろうじだい …… 40

ゆ
唯一無二 ゆいいつむに …… 28
勇往邁進 ゆうおうまいしん …… 24
勇気凛凛 ゆうきりんりん …… 64
有言実行 ゆうげんじっこう …… 38
有終之美 ゆうしゅうのび …… 66
優柔不断 ゆうじゅうふだん …… 68
優勝劣敗 ゆうしょうれっぱい …… 56
融通無碍 ゆうずうむげ …… 72
優先順位 ゆうせんじゅんい …… 88
有職故実 ゆうそくこじつ …… 102
有名無実 ゆうめいむじつ …… 8
悠悠自適 ゆうゆうじてき …… 54
油断大敵 ゆだんたいてき …… 10

よ
余韻嫋嫋 よいんじょうじょう …… 64
羊頭狗肉 ようとうくにく …… 32
容貌魁偉 ようぼうかいい …… 26
四方山話 よもやまばなし …… 70
余裕綽綽 よゆうしゃくしゃく …… 64

ら
落花流水 らっかりゅうすい …… 42
乱痴気騒 らんちきさわぎ …… 104

り
利益相反 りえきそうはん …… 20
離合集散 りごうしゅうさん …… 42
立身出世 りっしんしゅっせ …… 22
理非曲直 りひきょくちょく …… 62
柳暗花明 りゅうあんかめい …… 48
流金鑠石 りゅうきんしゃくせき …… 48
竜頭蛇尾 りゅうとうだび …… 32
粒粒辛苦 りゅうりゅうしんく …… 64
良妻賢母 りょうさいけんぼ …… 74

白砂青松 はくしゃせいしょう ………… 26
博覧強記 はくらんきょうき ………… 10
薄利多売 はくりたばい ………… 14
馬耳東風 ばじとうふう ………… 10
破邪顕正 はじゃけんしょう ………… 86
八面玲瓏 はちめんれいろう ………… 108
八方美人 はっぽうびじん ………… 48
再従兄弟 はとこ ………… 104
花金鳳花 はなきんぽうげ ………… 100
波瀾万丈 はらんばんじょう ………… 36
巴勒斯旦 パレスチナ ………… 84
半信半疑 はんしんはんぎ ………… 74
反面教師 はんめんきょうし ………… 10
万里一空 ばんりいっくう ………… 122

ひ
被害妄想 ひがいもうそう ………… 14
彼岸過迄 ひがんすぎまで ………… 96
悲喜交交 ひきこもごも ………… 72
美辞麗句 びじれいく ………… 14
匹夫之勇 ひっぷのゆう ………… 66
人身御供 ひとみごくう ………… 104
非難囂囂 ひなんごうごう ………… 64
眉目秀麗 びもくしゅうれい ………… 26
百戦錬磨 ひゃくせんれんま ………… 30
病牀六尺 びょうしょうろくしゃく ………… 96
氷炭相愛 ひょうたんそうあい ………… 42
表裏一体 ひょうりいったい ………… 28
比翼連理 ひよくれんり ………… 42
品行方正 ひんこうほうせい ………… 68

ふ
夫羅凌斯 フィレンツェ ………… 84
風光明媚 ふうこうめいび ………… 26
風評被害 ふうひょうひがい ………… 94
風林火山 ふうりんかざん ………… 134
付加価値 ふかかち ………… 60
富嶽百景 ふがくひゃっけい ………… 96
不可抗力 ふかこうりょく ………… 62
不可思議 ふかしぎ ………… 10
不羈独立 ふきどくりつ ………… 108
不協和音 ふきょうわおん ………… 10
不倶戴天 ふぐたいてん ………… 110
福利厚生 ふくりこうせい ………… 20
不在証明 ふざいしょうめい ………… 88
不惜身命 ふしゃくしんみょう ………… 72
不承不承 ふしょうぶしょう ………… 70
夫唱婦随 ふしょうふずい ………… 42
普天率土 ふてんそっと ………… 110
不撓不屈 ふとうふくつ ………… 24
部分否定 ぶぶんひてい ………… 62
不偏不党 ふへんふとう ………… 18
不要不急 ふようふきゅう ………… 62
伯剌西爾 ブラジル ………… 84
不立文字 ふりゅうもんじ ………… 86
芽花椰菜 ブロッコリー ………… 98
付和雷同 ふわらいどう ………… 42
粉骨砕身 ふんこつさいしん ………… 38
焚書坑儒 ふんしょこうじゅ ………… 140
文人墨客 ぶんじんぼっかく ………… 72

へ
平穏無事 へいおんぶじ ………… 68
平身低頭 へいしんていとう ………… 52
壁立千仭 へきりつせんじん ………… 54
委内瑞拉 ベネズエラ ………… 84
変幻自在 へんげんじざい ………… 60

ほ
暴飲暴食 ぼういんぼうしょく ………… 58
貿易摩擦 ぼうえきまさつ ………… 20
判官贔屓 ほうがんびいき ………… 126
傍若無人 ぼうじゃくぶじん ………… 72
法治国家 ほうちこっか ………… 12
忙中有閑 ぼうちゅうゆうかん ………… 80
抱腹絶倒 ほうふくぜっとう ………… 74
法令遵守 ほうれいじゅんしゅ ………… 88
保革伯仲 ほかくはくちゅう ………… 18
濹東綺譚 ぼくとうきだん ………… 96
保証期間 ほしょうきかん ………… 78
補正予算 ほせいよさん ………… 16
保存記録 ほぞんきろく ………… 90
微酔機嫌 ほろよいきげん ………… 104
本末転倒 ほんまつてんとう ………… 14

ま
人造牛酪 マーガリン ………… 98
麻姑掻痒 まこそうよう ………… 144
曼珠沙華 まんじゅしゃげ ………… 100

単純明快 たんじゅんめいかい …… 10
単刀直入 たんとうちょくにゅう …… 76
談論風発 だんろんふうはつ …… 44

ち
治外法権 ちがいほうけん …… 92
竹馬之友 ちくばのとも …… 66
魑魅魍魎 ちみもうりょう …… 106
注意喚起 ちゅういかんき …… 14
懲戒免職 ちょうかいめんしょく …… 16
丁々発止 ちょうちょうはっし …… 72
長汀曲浦 ちょうていきょくほ …… 106
長幼之序 ちょうようのじょ …… 66
跳梁跋扈 ちょうりょうばっこ …… 106
朝令暮改 ちょうれいぼかい …… 18
猪口齢糖 チョコレート …… 98
猪突猛進 ちょとつもうしん …… 32
縮緬雑魚 ちりめんじゃこ …… 98
沈魚落雁 ちんぎょらくがん …… 32
沈思黙考 ちんしもっこう …… 52
青椒肉絲 チンジャオロースー …… 98
珍味佳肴 ちんみかこう …… 104

つ
通過儀礼 つうかぎれい …… 90
九十九髪 つくもがみ …… 70
九十九折 つづらおり …… 70

て
抵抗勢力 ていこうせいりょく …… 94
適材適所 てきざいてきしょ …… 68
滴水成氷 てきすいせいひょう …… 48
鉄砲百合 てっぽうゆり …… 100
手前味噌 てまえみそ …… 80
手練手管 てれんてくだ …… 72
天衣無縫 てんいむほう …… 26
天下泰平 てんかたいへい …… 22
天下布武 てんかふぶ …… 130
電光石火 でんこうせっか …… 24
天孫降臨 てんそんこうりん …… 92
天地神明 てんちしんめい …… 60
天地創造 てんちそうぞう …… 60
天地無用 てんちむよう …… 60
田夫野人 でんぷやじん …… 106
天変地異 てんぺんちい …… 50
天佑神助 てんゆうしんじょ …… 22

と
同工異曲 どうこういきょく …… 44
同床異夢 どうしょういむ …… 56
同調圧力 どうちょうあつりょく …… 16
東奔西走 とうほんせいそう …… 56
桃李成蹊 とうりせいけい …… 34
党利党略 とうりとうりゃく …… 18
蟷螂之斧 とうろうのおの …… 66
読書百遍 どくしょひゃっぺん …… 30
独断専行 どくだんせんこう …… 12
独立自尊 どくりつじそん …… 60
独立戦争 どくりつせんそう …… 60
独立独歩 どくりつどっぽ …… 60
外様大名 とざまだいみょう …… 92
殿様蝗虫 とのさまばった …… 100
左見右見 とみこうみ …… 106
土弥尼加 ドミニカ …… 84

な
内需拡大 ないじゅかくだい …… 20
内政干渉 ないせいかんしょう …… 18
内憂外患 ないゆうがいかん …… 56
楢山節考 ならやまぶしこう …… 96
難攻不落 なんこうふらく …… 74

に
二者択一 にしゃたくいつ …… 28
二束三文 にそくさんもん …… 30
日常茶飯 にちじょうさはん …… 34
日光黄菅 にっこうきすげ …… 100
日進月歩 にっしんげっぽ …… 38
二人羽織 ににんばおり …… 102
新西蘭土 ニュージーランド …… 84
如是我聞 にょぜがもん …… 86
刃傷沙汰 にんじょうざた …… 70

ね
拈華微笑 ねんげみしょう …… 112

は
背水之陣 はいすいのじん …… 66
廃藩置県 はいはんちけん …… 92
廃仏毀釈 はいぶつきしゃく …… 92
破顔一笑 はがんいっしょう …… 28
巴基斯坦 パキスタン …… 84

酔生夢死 すいせいむし …… 36
水天一碧 すいてんいっぺき …… 112
頭寒足熱 ずかんそくねつ …… 72
数寄屋造 すきやづくり …… 102
朱雀大路 すざくおおじ …… 34
蘇門答剌 スマトラ …… 84
寸善尺魔 すんぜんしゃくま …… 44
寸鉄殺人 すんてつさつじん …… 112

せ
青雲之志 せいうんのこころざし …… 66
臍下丹田 せいかたんでん …… 110
政教一致 せいきょういっち …… 60
政教分離 せいきょうぶんり …… 18
政権公約 せいけんこうやく …… 90
晴好雨奇 せいこううき …… 26
晴耕雨読 せいこううどく …… 36
生殺与奪 せいさつよだつ …… 70
生産緑地 せいさんりょくち …… 34
誠心誠意 せいしんせいい …… 58
生生流転 せいせいるてん …… 12
悽愴流涕 せいそうりゅうてい …… 50
聖地巡礼 せいちじゅんれい …… 94
青天白日 せいてんはくじつ …… 34
正当防衛 せいとうぼうえい …… 16
清風明月 せいふうめいげつ …… 26
清廉潔白 せいれんけっぱく …… 38
世界遺産 せかいいさん …… 16
責任転嫁 せきにんてんか …… 76
赤貧如洗 せきひんじょせん …… 34
是是非非 ぜぜひひ …… 64
雪月風花 せつげつふうか …… 26
切磋琢磨 せっさたくま …… 38
切歯扼腕 せっしやくわん …… 50
絶体絶命 ぜったいぜつめい …… 76
説明責任 せつめいせきにん …… 90
浅学非才 せんがくひさい …… 62
千客万来 せんきゃくばんらい …… 8
千古不易 せんこふえき …… 62
前後不覚 ぜんごふかく …… 12
千載一遇 せんざいいちぐう …… 28
千差万別 せんさばんべつ …… 30
千紫万紅 せんしばんこう …… 76
前代未聞 ぜんだいみもん …… 12
全知全能 ぜんちぜんのう …… 58
先手必勝 せんてひっしょう …… 8
前途有望 ぜんとゆうぼう …… 22
千篇一律 せんぺんいちりつ …… 28
千変万化 せんぺんばんか …… 12
先憂後楽 せんゆうこうらく …… 56

そ
粗衣粗食 そいそしょく …… 58
憎悪表現 ぞうおひょうげん …… 90
創業守成 そうぎょうしゅせい …… 20
糟糠之妻 そうこうのつま …… 66
相思相愛 そうしそうあい …… 58
相乗効果 そうじょうこうか …… 88
草食男子 そうしょくだんし …… 94
漱石枕流 そうせきちんりゅう …… 120
即断即決 そくだんそっけつ …… 58
其処彼処 そこかしこ …… 104
粗製濫造 そせいらんぞう …… 20
率先垂範 そっせんすいはん …… 38
損失補填 そんしつほてん …… 94
尊王攘夷 そんのうじょうい …… 92

た
大願成就 たいがんじょうじゅ …… 22
大器小用 たいきしょうよう …… 68
大器晩成 たいきばんせい …… 36
大義名分 たいぎめいぶん …… 12
大言壮語 たいげんそうご …… 70
大山鳴動 たいざんめいどう …… 124
大所高所 たいしょこうしょ …… 58
泰然自若 たいぜんじじゃく …… 36
大胆不敵 だいたんふてき …… 24
大同小異 だいどうしょうい …… 44
大同団結 だいどうだんけつ …… 42
台風一過 たいふういっか …… 78
大菩薩峠 だいぼさつとうげ …… 96
他言無用 たごんむよう …… 76
他山之石 たざんのいし …… 66
多士済済 たしせいせい …… 64
多事多難 たじたなん …… 68
脱亜入欧 だつあにゅうおう …… 92
断崖絶壁 だんがいぜっぺき …… 52

自問自答 じもんじとう …… 12
社会基盤 しゃかいきばん …… 90
杓子定規 しゃくしじょうぎ …… 68
弱肉強食 じゃくにくきょうしょく …… 54
寂滅為楽 じゃくめついらく …… 86
社交辞令 しゃこうじれい …… 74
射石飲羽 しゃせきいんう …… 82
遮二無二 しゃにむに …… 58
縦横無尽 じゅうおうむじん …… 14
重厚長大 じゅうこうちょうだい …… 68
自由自在 じゆうじざい …… 60
周章狼狽 しゅうしょうろうばい …… 32
衆人環視 しゅうじんかんし …… 76
終身雇用 しゅうしんこよう …… 94
集団就職 しゅうだんしゅうしょく …… 94
十人十色 じゅうにんといろ …… 30
秋風索莫 しゅうふうさくばく …… 48
重役出勤 じゅうやくしゅっきん …… 8
収容能力 しゅうようのうりょく …… 88
主客転倒 しゅかくてんとう …… 56
主権在民 しゅけんざいみん …… 18
衆生済度 しゅじょうさいど …… 86
酒池肉林 しゅちにくりん …… 10
出処進退 しゅっしょしんたい …… 76
出藍之誉 しゅつらんのほまれ …… 34
首尾一貫 しゅびいっかん …… 76
手舞足踏 しゅぶそくとう …… 50
春寒料峭 しゅんかんりょうしょう …… 48
春日遅遅 しゅんじつちち …… 64
春宵一刻 しゅんしょういっこく …… 26
純情可憐 じゅんじょうかれん …… 26
準備運動 じゅんびうんどう …… 88
春風駘蕩 しゅんぷうたいとう …… 44
順風満帆 じゅんぷうまんぱん …… 72
上意下達 じょういかたつ …… 70
松下村塾 しょうかそんじゅく …… 92
盛者必衰 じょうしゃひっすい …… 116
情状酌量 じょうじょうしゃくりょう …… 16
精進潔斎 しょうじんけっさい …… 86
正真正銘 しょうしんしょうめい …… 58
常套手段 じょうとうしゅだん …… 78
承認欲求 しょうにんよっきゅう …… 8
商売繁盛 しょうばいはんじょう …… 22
枝葉末節 しようまっせつ …… 74
諸行無常 しょぎょうむじょう …… 116
殖産興業 しょくさんこうぎょう …… 92
食物連鎖 しょくもつれんさ …… 50
初志貫徹 しょしかんてつ …… 38
女郎蜘蛛 じょろうぐも …… 100
白河夜船 しらかわよふね …… 34
尻切蜻蛉 しりきれとんぼ …… 104
私利私欲 しりしよく …… 58
支離滅裂 しりめつれつ …… 68
思慮分別 しりょふんべつ …… 40
眥裂髪指 しれつはっし …… 50
四六時中 しろくじちゅう …… 30
笑止千万 しょうしせんばん …… 14
人海戦術 じんかいせんじゅつ …… 8
心機一転 しんきいってん …… 76
新規参入 しんきさんにゅう …… 8
成吉思汗 ジンギスカン …… 98
人権蹂躙 じんけんじゅうりん …… 16
心曠神怡 しんこうしんい …… 50
深山幽谷 しんざんゆうこく …… 54
人事不省 じんじふせい …… 70
唇歯輔車 しんしほしゃ …… 108
進取果敢 しんしゅかかん …… 68
神出鬼没 しんしゅつきぼつ …… 14
針小棒大 しんしょうぼうだい …… 8
新進気鋭 しんしんきえい …… 24
人跡未踏 じんせきみとう …… 62
深層心理 しんそうしんり …… 60
迅速果断 じんそくかだん …… 24
身体言語 しんたいげんご …… 88
人畜無害 じんちくむがい …… 62
新陳代謝 しんちんたいしゃ …… 14
心的外傷 しんてきがいしょう …… 88
甚兵衛鮫 じんべえざめ …… 100
深謀遠慮 しんぼうえんりょ …… 76
人面獣心 じんめんじゅうしん …… 40
森羅万象 しんらばんしょう …… 30
新涼灯火 しんりょうとうか …… 48

す 水魚之交 すいぎょのまじわり …… 66

刻露清秀 こくろせいしゅう……48
五穀豊穣 ごこくほうじょう……22
古今東西 ここんとうざい……10
虎視眈眈 こしたんたん……32
後生大事 ごしょうだいじ……8
孤城落日 こじょうらくじつ……44
古色蒼然 こしょくそうぜん……44
故事来歴 こじらいれき……10
牛頭馬頭 ごずめず……86
五臓六腑 ごぞうろっぷ……30
胡蝶之夢 こちょうのゆめ……66
刻苦勉励 こっくべんれい……36
骨粗鬆症 こつそしょうしょう……104
小春日和 こはるびより……80
五風十雨 ごふうじゅうう……22
哥本哈牙 コペンハーゲン……84
枯木死灰 こぼくしかい……110
五里霧中 ごりむちゅう……74
哥倫比亜 コロンビア……84
言語道断 ごんごどうだん……12
金色夜叉 こんじきやしゃ……96
懇切丁寧 こんせつていねい……40

さ
斎戒沐浴 さいかいもくよく……108
罪状認否 ざいじょうにんぴ……62
才色兼備 さいしょくけんび……26
祭政一致 さいせいいっち……18
在留邦人 ざいりゅうほうじん……16
左右対称 さゆうたいしょう……88
更科蕎麦 さらしなそば……98
沙羅双樹 さらそうじゅ……116
皿鉢料理 さわちりょうり……98
三界火宅 さんがいかたく……86
三寒四温 さんかんしおん……30
参勤交代 さんきんこうたい……92
残酷非道 ざんこくひどう……62
三顧之礼 さんこのれい……66
三三五五 さんさんごご……80
山紫水明 さんしすいめい……34
山椒大夫 さんしょうだゆう……96
産地偽装 さんちぎそう……16
三拝九拝 さんぱいきゅうはい……30
賛否両論 さんぴりょうろん……10
三位一体 さんみいったい……70

し
尸位素餐 しいそさん……108
四海兄弟 しかいけいてい……42
自覚症状 じかくしょうじょう……14
自画自賛 じがじさん……58
時価総額 じかそうがく……20
地下足袋 じかたび……104
四月馬鹿 しがつばか……90
只管打坐 しかんたざ……86
時期尚早 じきしょうそう……78
色即是空 しきそくぜくう……86
自給自足 じきゅうじそく……20
四苦八苦 しくはっく……30
試行錯誤 しこうさくご……14
自業自得 じごうじとく……12
自己嫌悪 じこけんお……14
獅子奮迅 ししふんじん……24
四捨五入 ししゃごにゅう……30
自粛警察 じしゅくけいさつ……94
自縄自縛 じじょうじばく……72
市場戦略 しじょうせんりゃく……90
死屍累累 ししるいるい……64
自然科学 しぜんかがく……60
自然淘汰 しぜんとうた……60
自然保護 しぜんほご……60
志操堅固 しそうけんご……76
七生報国 しちしょうほうこく……18
七転八起 しちてんはっき……38
質疑応答 しつぎおうとう……54
質実剛健 しつじつごうけん……24
実践躬行 じっせんきゅうこう……108
叱咤激励 しったげきれい……40
疾風怒濤 しっぷうどとう……24
櫛風沐雨 しっぷうもくう……110
卓袱饂飩 しっぽくうどん……98
紫電一閃 しでんいっせん……34
自暴自棄 じぼうじき……58
揣摩臆測 しまおくそく……110
七五三縄 しめなわ……70
四面楚歌 しめんそか……30

興味津津 きょうみしんしん ……… 64
局外中立 きょくがいちゅうりつ ……… 8
曲学阿世 きょくがくあせい ……… 40
曲肱之楽 きょくこうのたのしみ ……… 50
旭日昇天 きょくじつしょうてん ……… 24
玉石混交 ぎょくせきこんこう ……… 76
跼天蹐地 きょくてんせきち ……… 110
虚心坦懐 きょしんたんかい ……… 74
漁夫之利 ぎょふのり ……… 66
毀誉褒貶 きよほうへん ……… 104
議論百出 ぎろんひゃくしゅつ ……… 8
錦衣玉食 きんいぎょくしょく ……… 52
金科玉条 きんかぎょくじょう ……… 34
謹賀新年 きんがしんねん ……… 14
謹厳実直 きんげんじっちょく ……… 38
勤倹力行 きんけんりっこう ……… 38
緊褌一番 きんこんいちばん ……… 110
琴瑟相和 きんしつそうわ ……… 110
金城湯池 きんじょうとうち ……… 48
金平牛蒡 きんぴらごぼう ……… 98
金襴緞子 きんらんどんす ……… 104

く
空前絶後 くうぜんぜつご ……… 56
空理空論 くうりくうろん ……… 58
盟神探湯 くかたち ……… 102
愚公移山 ぐこういざん ……… 38
球磨焼酎 くまじょうちゅう ……… 98
久留米絣 くるめがすり ……… 102
君子豹変 くんしひょうへん ……… 142
群集心理 ぐんしゅうしんり ……… 60
葷酒山門 くんしゅさんもん ……… 108
群雄割拠 ぐんゆうかっきょ ……… 44

け
鯨飲馬食 げいいんばしょく ……… 32
軽挙妄動 けいきょもうどう ……… 68
軽減税率 けいげんぜいりつ ……… 94
鶏口牛後 けいこうぎゅうご ……… 32
形而上学 けいじじょうがく ……… 106
経常収支 けいじょうしゅうし ……… 20
傾城傾国 けいせいけいこく ……… 26
経世済民 けいせいさいみん ……… 132
軽佻浮薄 けいちょうふはく ……… 40
敬天愛人 けいてんあいじん ……… 136
軽薄短小 けいはくたんしょう ……… 68
戯作三昧 げさくざんまい ……… 96
月下氷人 げっかひょうじん ……… 114
限界集落 げんかいしゅうらく ……… 94
減価償却 げんかしょうきゃく ……… 74
牽強付会 けんきょうふかい ……… 40
喧喧囂囂 けんけんごうごう ……… 106
蹇蹇匪躬 けんけんひきゅう ……… 108
拳拳服膺 けんけんふくよう ……… 114
言行一致 げんこういっち ……… 60
減反政策 げんたんせいさく ……… 94
捲土重来 けんどちょうらい ……… 24
元和偃武 げんなえんぶ ……… 92
堅忍不抜 けんにんふばつ ……… 38
犬馬之労 けんばのろう ……… 32
権謀術数 けんぼうじゅっすう ……… 54
絹本著色 けんぽんちゃくしょく ……… 102

こ
豪華絢爛 ごうかけんらん ……… 26
傲岸不遜 ごうがんふそん ……… 62
厚顔無恥 こうがんむち ……… 74
綱紀粛正 こうきしゅくせい ……… 18
香気芬芬 こうきふんぷん ……… 64
高山流水 こうざんりゅうすい ……… 26
皇室典範 こうしつてんぱん ……… 16
公序良俗 こうじょりょうぞく ……… 74
巧遅拙速 こうちせっそく ……… 56
交通手段 こうつうしゅだん ……… 90
公定歩合 こうていぶあい ……… 20
口頭試問 こうとうしもん ……… 74
荒唐無稽 こうとうむけい ……… 44
狡兎三窟 こうとさんくつ ……… 32
公平無私 こうへいむし ……… 74
豪放磊落 ごうほうらいらく ……… 40
公明正大 こうめいせいだい ……… 12
甲論乙駁 こうろんおつばく ……… 56
呉越同舟 ごえつどうしゅう ……… 42
国威発揚 こくいはつよう ……… 18
黒衣宰相 こくえさいしょう ……… 34
黒甜郷裡 こくてんきょうり ……… 54
黒白分明 こくびゃくぶんめい ……… 34

加持祈祷 かじきとう …… 106
画脂鏤氷 がしろうひょう …… 114
臥薪嘗胆 がしんしょうたん …… 38
佳人薄命 かじんはくめい …… 36
加須底羅 カステラ …… 98
苛政猛虎 かせいもうこ …… 18
仮想現実 かそうげんじつ …… 88
仮想通貨 かそうつうか …… 94
寂兮寥兮 かたちもなく …… 96
花鳥風月 かちょうふうげつ …… 50
隔靴掻痒 かっかそうよう …… 108
活計歓楽 かっけいかんらく …… 50
確乎不抜 かっこふばつ …… 110
合従連衡 がっしょうれんこう …… 18
活剝生呑 かっぱくせいどん …… 106
我田引水 がでんいんすい …… 10
花天月地 かてんげっち …… 48
瓜田李下 かでんりか …… 72
過当競争 かとうきょうそう …… 20
禍福無門 かふくむもん …… 22
我武者羅 がむしゃら …… 104
画竜点睛 がりょうてんせい …… 32
臥龍鳳雛 がりょうほうすう …… 114
苛斂誅求 かれんちゅうきゅう …… 108
夏炉冬扇 かろとうせん …… 44
閑雲野鶴 かんうんやかく …… 32
感慨無量 かんがいむりょう …… 62
侃侃諤諤 かんかんがくがく …… 106
緩急自在 かんきゅうじざい …… 60
頑固一徹 がんこいってつ …… 28
眼高手低 がんこうしゅてい …… 56
換骨奪胎 かんこつだったい …… 80
冠婚葬祭 かんこんそうさい …… 14
勧善懲悪 かんぜんちょうあく …… 56
感染爆発 かんせんばくはつ …… 90
完全無欠 かんぜんむけつ …… 74
官尊民卑 かんそんみんぴ …… 18
歓天喜地 かんてんきち …… 50
艱難辛苦 かんなんしんく …… 36
奸佞邪智 かんねいじゃち …… 52
玩物喪志 がんぶつそうし …… 114
感孚風動 かんぷふうどう …… 108
頑迷固陋 がんめいころう …… 40
閑話休題 かんわきゅうだい …… 80

き
気韻生動 きいんせいどう …… 26
気宇壮大 きうそうだい …… 24
気炎万丈 きえんばんじょう …… 24
祇園精舎 ぎおんしょうじゃ …… 116
飢餓海峡 きがかいきょう …… 96
危機一髪 ききいっぱつ …… 74
危急存亡 ききゅうそんぼう …… 44
企業価値 きぎょうかち …… 60
規矩準縄 きくじゅんじょう …… 108
鬼哭啾啾 きこくしゅうしゅう …… 110
起死回生 きしかいせい …… 10
旗幟鮮明 きしせんめい …… 72
技術革新 ぎじゅつかくしん …… 88
希少価値 きしょうかち …… 60
起承転結 きしょうてんけつ …… 10
喜色満面 きしょくまんめん …… 8
疑心暗鬼 ぎしんあんき …… 40
規制緩和 きせいかんわ …… 94
奇想天外 きそうてんがい …… 44
喜怒哀楽 きどあいらく …… 14
既得権益 きとくけんえき …… 16
木五倍子 きぶし …… 100
生真面目 きまじめ …… 70
亀毛兎角 きもうとかく …… 110
脚下照顧 きゃっかしょうこ …… 112
九夏三伏 きゅうかさんぷく …… 48
休憩時間 きゅうけいじかん …… 88
泣血漣如 きゅうけつれんじょ …… 50
鳩首凝議 きゅうしゅぎょうぎ …… 32
旧態依然 きゅうたいいぜん …… 44
急転直下 きゅうてんちょっか …… 12
休眠預金 きゅうみんよきん …… 20
恐悦至極 きょうえつしごく …… 104
狂喜乱舞 きょうきらんぶ …… 40
拱手傍観 きょうしゅぼうかん …… 110
強制捜査 きょうせいそうさ …… 16
共存共栄 きょうぞんきょうえい …… 58
驚天動地 きょうてんどうち …… 56
器用貧乏 きようびんぼう …… 36

威風堂堂 いふうどうどう …… 24
韋編三絶 いへんさんぜつ …… 138
意味深長 いみしんちょう …… 8
西表山猫 いりおもてやまねこ …… 100
医療過誤 いりょうかご …… 16
陰翳礼讃 いんえいらいさん …… 96
因果応報 いんがおうほう …… 36
慇懃無礼 いんぎんぶれい …… 80
隠忍自重 いんにんじちょう …… 68

う

右往左往 うおうさおう …… 56
羽化登仙 うかとうせん …… 112
烏合之衆 うごうのしゅう …… 32
有象無象 うぞうむぞう …… 56
内股膏薬 うちまたごうやく …… 112
有頂天外 うちょうてんがい …… 50
海千山千 うみせんやません …… 80
有耶無耶 うやむや …… 104
紆余曲折 うよきょくせつ …… 44
浦塩斯徳 ウラジオストク …… 84
盂蘭盆会 うらぼんえ …… 102
雲外蒼天 うんがいそうてん …… 118
雲散霧消 うんさんむしょう …… 44
温州蜜柑 うんしゅうみかん …… 98
運否天賦 うんぷてんぷ …… 62

え

盈盈一水 えいえいいっすい …… 50
栄枯盛衰 えいこせいすい …… 36
永代供養 えいたいくよう …… 102
栄耀栄華 えいようえいが …… 22
慧可断臂 えかだんぴ …… 6
益者三友 えきしゃさんゆう …… 42
依怙贔屓 えこひいき …… 104
会者定離 えしゃじょうり …… 72
襟巻蜥蜴 えりまきとかげ …… 100
耶路撒冷 エルサレム …… 84
鴛鴦之契 えんおうのちぎり …… 66
燕頷虎頸 えんがんこけい …… 108
遠交近攻 えんこうきんこう …… 18
炎上商法 えんじょうしょうほう …… 94
援助交際 えんじょこうさい …… 94
円転滑脱 えんてんかつだつ …… 114
延年転寿 えんねんてんじゅ …… 22
円木警枕 えんぼくけいちん …… 46
閻魔蟋蟀 えんまこおろぎ …… 100
円満具足 えんまんぐそく …… 22

お

花魁道中 おいらんどうちゅう …… 102
黄金時代 おうごんじだい …… 34
王道楽土 おうどうらくど …… 18
懊悩煩悶 おうのうはんもん …… 104
椀飯振舞 おうばんぶるまい …… 106
横眉怒目 おうびどもく …… 50
大山椒魚 おおさんしょううお …… 100
濠太剌利 オーストラリア …… 84
岡目八目 おかめはちもく …… 58
御辞儀草 おじぎそう …… 100
押競饅頭 おしくらまんじゅう …… 102
御玉杓子 おたまじゃくし …… 100
落人伝説 おちうどでんせつ …… 70
小千谷縮 おぢやちぢみ …… 102
御御御付 おみおつけ …… 98
汚名返上 おめいへんじょう …… 78
御目見得 おめみえ …… 92
温厚篤実 おんこうとくじつ …… 40
温故知新 おんこちしん …… 10
音吐朗朗 おんとろうろう …… 64
乳母日傘 おんばひがさ …… 106
厭離穢土 おんりえど …… 86

か

開口一番 かいこういちばん …… 28
蟹行鳥跡 かいこうちょうせき …… 112
悔悟憤発 かいごふんぱつ …… 108
鎧袖一触 がいしゅういっしょく …… 106
快刀乱麻 かいとうらんま …… 76
外部委託 がいぶいたく …… 20
偕老同穴 かいろうどうけつ …… 42
呵呵大笑 かかたいしょう …… 64
和気香風 かきこうふう …… 48
架空請求 かくうせいきゅう …… 16
各駅停車 かくえきていしゃ …… 10
隔世之感 かくせいのかん …… 66
格物致知 かくぶつちち …… 112
角膜銀行 かくまくぎんこう …… 90

索引

第1章～第3章、およびコラム内に登場した四字熟語を五十音順に掲載しています。

あ
合縁奇縁 あいえんきえん……42
愛屋及烏 あいおくきゅうう……114
愛別離苦 あいべつりく……42
曖昧模糊 あいまいもこ……68
青息吐息 あおいきといき……34
白馬節会 あおうまのせちえ……102
悪逆非道 あくぎゃくひどう……68
悪事千里 あくじせんり……38
悪人正機 あくにんしょうき……86
握髪吐哺 あくはつとほ……110
悪木盗泉 あくぼくとうせん……36
安愚楽鍋 あぐらなべ……96
悪口雑言 あっこうぞうごん……72
阿鼻叫喚 あびきょうかん……106
天照大神 あまてらすおおみかみ……102
蛙鳴蝉噪 あめいせんそう……108
亜米利加 アメリカ……84
阿諛追従 あゆついしょう……108
亜爾然丁 アルゼンチン……84
安心立命 あんしんりつめい……86
暗中模索 あんちゅうもさく……40
行灯水母 あんどんくらげ……100
杏仁豆腐 あんにんどうふ……98
安保闘争 あんぽとうそう……94
暗夜行路 あんやこうろ……96

い
唯唯諾諾 いいだくだく……64
烏賊素麺 いかそうめん……98
衣冠束帯 いかんそくたい……102
意気軒昂 いきけんこう……24
意気投合 いきとうごう……42
意気揚揚 いきようよう……64
異口同音 いくどうおん……12
已己巳己 いこみき……114
意志薄弱 いしはくじゃく……76
石部金吉 いしべきんきち……40
異常心理 いじょうしんり……60
医食同源 いしょくどうげん……8
以心伝心 いしんでんしん……52
異体同心 いたいどうしん……42
一意専心 いちいせんしん……38
一衣帯水 いちいたいすい……28
一言居士 いちげんこじ……70
一期一会 いちごいちえ……38
一日千秋 いちじつせんしゅう……60
一日一善 いちにちいちぜん……60
一日署長 いちにちしょちょう……60
一念発起 いちねんほっき……12
一暴十寒 いちばくじっかん……30
一罰百戒 いちばつひゃっかい……28
一部始終 いちぶしじゅう……56
一望千里 いちぼうせんり……28
一網打尽 いちもうだじん……28
一陽来復 いちようらいふく……22
一粒万倍 いちりゅうまんばい……22
一蓮托生 いちれんたくしょう……28
一攫千金 いっかくせんきん……22
一家眷属 いっかけんぞく……106
一気呵成 いっきかせい……28
一騎当千 いっきとうせん……24
一極集中 いっきょくしゅうちゅう……28
一件落着 いっけんらくちゃく……76
一向一揆 いっこういっき……92
一子相伝 いっしそうでん……42
一瀉千里 いっしゃせんり……70
一生懸命 いっしょうけんめい……128
一触即発 いっしょくそくはつ……78
一心同体 いっしんどうたい……76
一世風靡 いっせいふうび……28
一石二鳥 いっせきにちょう……78
一知半解 いっちはんかい……78
一朝一夕 いっちょういっせき……70
一長一短 いっちょういったん……56
一刀両断 いっとうりょうだん……48
田舎教師 いなかきょうし……96
意馬心猿 いばしんえん……32

編著　朝日脳活ブックス編集部

【スタッフ】

編集協力　古橋龍一（美和企画）
カバーデザイン　相原真理子
本文デザイン　稲垣結子（ヒロ工房）
イラスト・写真　mago、ピクスタ
パズル制作　今井洋輔
校正　木串勝子
企画・編集　塩澤 巧（朝日新聞出版 生活・文化編集部）

朝《あさ》日《ひ》脳活《のうかつ》ブックス④
四字熟語《よじじゅくご》・パズルで鍛《きた》える 漢字脳《かんじのう》トレ帳《ちょう》

編　著　朝日新聞出版
発行者　片桐圭子
発行所　朝日新聞出版
〒104-8011 東京都中央区築地5-3-2
(お問い合わせ) infojitsuyo@asahi.com

印刷所　中央精版印刷株式会社

Published in Japan by Asahi Shimbun Publications Inc.
ISBN 978-4-02-333391-8

定価はカバーに表示してあります。
落丁・乱丁の場合は弊社業務部（電話03-5540-7800）へご連絡ください。
送料弊社負担にてお取り替えいたします。

本書は2024年2月末時点での情報を掲載しております。